JN295842

ドキドキワクワク論文☆吟味。
医学統計ライブスタイル

山崎 力 著
東京大学大学院医学系研究科臨床疫学システム講座特任教授
東京大学医学部附属病院検診部部長

株式会社 SCICUS

序　文

　学生への講義や医学系学会での医師・コメディカルスタッフ向けの講演に加えて、一般の方を対象とした公開セミナーで、「臨床試験の正しいみかた」といったテーマで話す機会が最近増えつつある。そこでは司会や聴衆の方々から講演後の第一声で、「目からウロコの話でした」といった感想を頂戴することが多い。

　臨床試験の ABC といった講演内容ではあるのだが、臨床試験を専門にしている方以外にはあまり知られていないことが多いのに最近気づき、このことが本書を作る直接のきっかけになった。臨床試験に多少なりとも興味を持っている一般の方が気楽に読める内容でありつつ、大学、大学院講義の副読本としても活用できるように工夫したつもりである。

　本書では、取りあげた臨床試験のほとんどが反面教師的な扱いを受けている。そのため、試験名を実名で出すべきかどうか最後まで悩んだのだが、読者の皆さんにきちんと情報提供することが何より大事だと結論し、ありのままの記載とした。批判するだけでは進歩がない、とのお叱りの言葉は甘んじて受け入れたい。ただ、本書で紹介した試験、特に日本で行われたものはそのいずれもが、多くの方々の未曽有の努力によって完遂したものであり、日本の臨床試験の基盤創成に大きく寄与したのは間違いない事実である。あらためて関係された方々に敬意を表したい。

　本書が、日本人の日本人による日本人のためのエビデンス構築に多少なりとも貢献できれば幸いである。

　2008 年 12 月

山崎　力

ドキドキワクワク論文☆吟味。
医学統計ライブスタイル

目　次

■ **第1章　はじめに** …………………………………… 1
1. 自己紹介と講義の指針 …………………………………… 2
2. データを正しく理解するために …………………………………… 4
    1 意外と身近にある臨床試験　4
    2 論文吟味のための心構え　8

■ **第2章　臨床試験のキホン** …………………………………… 11
1. 臨床試験とはどういうものか？ …………………………………… 12
    1 何のためにやるのか　12
    2 やる前に結果がわかっている試験は ×　13
2. データ集積と解析の方法 …………………………………… 15
    1 データ集積のパターン　15
    2 さまざまな解析方法　18
3. 生存曲線を理解する①　基本 …………………………………… 20
    1 NNT という数字が示すもの　20
    2 生存時間解析の特徴―打ち切り　22
4. 生存曲線を理解する②　どう書く？ …………………………………… 24
5. 生存曲線を理解する③　どう見る？ …………………………………… 28
    1 ひげのついている時点に注目　28
    2 ひげのないグラフは症例数に注目　30
    3 生存曲線から試験の問題点をみる　32
    4 いい打ち切り、悪い打ち切り　34
6. 割付の方法を知っておこう …………………………………… 37
    1 症例数が多いなら、単純ランダム化法　38
    2 最もポピュラーな最小化法　39

■ **第3章　臨床試験の問題点―こんな試験にならないように** … 45
1. なんでもかんでもエンドポイント？ …………………………………… 46
    1 一次エンドポイントが大事、二次はおまけ　49

2　野球のスコアにたとえてみると… 51
　　　3　各評価項目の関係 52
　2. 後付の解析に気をつけろ ································ 54
　3. 複合エンドポイントに惑わされるな ··················· 58
　　　コラム　エビデンスの客観的な検証法 61
　4. 真のエンドポイントを見極めよう ······················ 63
　　　1　真のエンドポイントと代用エンドポイント 63
　　　2　見かけだけの改善は意味がない 64
　5. 都合の悪い情報は出さない？ ·························· 68
　6. これでいいのかランダム割付① ························ 72
　　　1　どうしてランダム割付できないのか 74
　　　2　患者背景の問題点から作為がみえてくる 75
　7. これでいいのかランダム割付② ························ 77
　8. 要注意のPROBEデザイン ································ 82
　　　1　PROBEとは 82
　　　2　PROBE試験が陥りやすい欠点 84
　　　3　PROBE試験を成功させるために 90
　　　コラム　臨床試験は追試できない 93

■ 第4章　臨床試験をみるさまざまな視点 ············· 95
　1. 統計的有意差と臨床的有意差 ·························· 96
　　　1　NNTから何がわかるか 96
　　　2　「作られる」統計的有意差 100
　2. スポンサー主導で結果がよくなる？ ··················· 102
　3. メタアナリシス ·· 105
　　　1　メタアナリシスとは何か 105
　　　2　メタアナリシスの限界 106
　　　3　これが理想のメタアナリシス 110
　4. おわりに―論文吟味のための心構え ·················· 114

■ 第5章　講義のあとに… ································· 117
　1. 論文吟味Q&A ·· 118
　2. 大規模臨床試験の概要―本書で扱った主な循環器領域の試験 ·········· 130

　　　　　　　　　　　　　　本書で扱った薬剤一覧 148
　　　　　　　　　　　　　　文　献　一　覧 149
　　　　　　　　　　　　　　索　　　　引 152

第1章 はじめに

医学統計ライブスタイル

1. 自己紹介と講義の指針

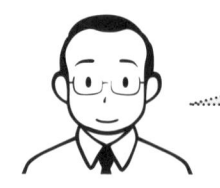

> よろしくお願いいたします。山崎と申します。まずは簡単に、私がどんな人間かということと、講義の進め方などから…。

　私は循環器内科の医師なんですが、10年ほど前から、内科医を続けながらですけれども、これからお話するような臨床試験をデザインしたり、あるいはデータを解析したり、といったことを研究テーマにしている講座に移りました。それをきっかけに臨床試験の勉強を始めたみたいなものですね。

　最初は虎の門病院で心臓病の専門医をしておりまして、それから大学に戻ってからは臨床医をやりながら"ねずみ屋"ですね、マウスの心臓を取り出して、しかもポンプとして動いている心臓ではなく、培養した心筋細胞を使った実験をして学位をとったりと、そんな世界で暮らしていました。
　要するに、10年くらい前までは臨床試験についてほとんど何も知らずにいたわけです。

　1999年に、薬剤疫学という講座に移りまして、これが臨床試験に接するきっかけになりました。
　この薬剤疫学という講座は「疫学」という名前がついていますけれども、当時疫学研究としては、薬の副作用を調査する研究が主なもので、臨床試験にはほとんど関与していなかったんですね。
　その講座に、私ともう一人、循環器内科の医師が助手として組み込まれたので、これをきっかけに臨床疫学、さらには観察研究だけじゃなくて臨床試験にも関わりたいな、なんていうことになって文部科学省や厚生労働省の科研費（科学研究

費）をとったり、いろんな先輩のお世話になりながら臨床試験の研究をやるようになった次第です。
　その流れで、現在、循環器領域を中心にいくつかの臨床試験をお手伝いしたりしています。

　そういった経緯もありまして、今日は"なんちゃって臨床試験"のお話をしたいと思います。
　"なんちゃって臨床試験"というのも、私は、「臨床試験学」を極めたわけでもなく、以前から多少興味はあったもののほとんど知識も経験もないまま突然そういう世界に飛び込んで、諸先輩のサポートを得て文部科学省や厚生労働省の研究予算がつくようになり、臨床試験の研究がやれるようになっちゃったわけです。たいした実績もないのに先に予算がついちゃった、そんな状況だったかもしれません。
　特にこの領域はコメディカルの方々が多く関わっています。そういう方々と一緒に試行錯誤しながらやっている中で、常日頃感じていることを少しずつお話していくつもりです。

　話の題材も、ほとんどは私が専門としている循環器領域の、特に薬の臨床試験が中心になります。
　降圧薬とか、心不全の治療薬とか、コレステロールを下げる薬とか、そういったものを題材にして、なるべくわかりやすくお話していこうと思います。

2. データを正しく理解するために

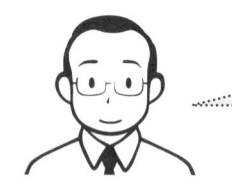

臨床試験にはさまざまなレベルのものがありますが、どんな論文データでも正しく読み解くための基本的な心構えを身につけていきましょう。

1 意外と身近にある臨床試験

次のグラフを見てください（図1）。
本格的に臨床試験のお話をする前振りなんですが、「胡麻麦茶」の広告に載っていた図です。

これも一種の臨床試験ですね。
被験者72名の平均値と書いてありますが、胡麻麦茶を35人、対照飲料（ブレンド麦茶）を37人に飲んでもらって、血圧を12週間ずっと測り、その結果、グラフのような経過をとったという報告です。
72人をくじ引きで、いわゆるランダムに振り分けて試験を行っています。すなわち、どっちを飲むかというのは決まっていない状態で集まってもらった72人の方が、くじ引きで決められたどっちかのお茶（ブレンド麦茶か胡麻麦茶）を12週間飲み続け、血圧を12週間測ったらその平均がこんな結果だったということですね。
まさにこれ、臨床試験ですね。ある集団をまっぷたつに分けて全く同じ集団を2つ作って、2つのお茶の血圧を下げる効果を比較しようということです。

さて、このグラフを見る限り、ものすごく血圧を下げている胡麻麦茶ですが、

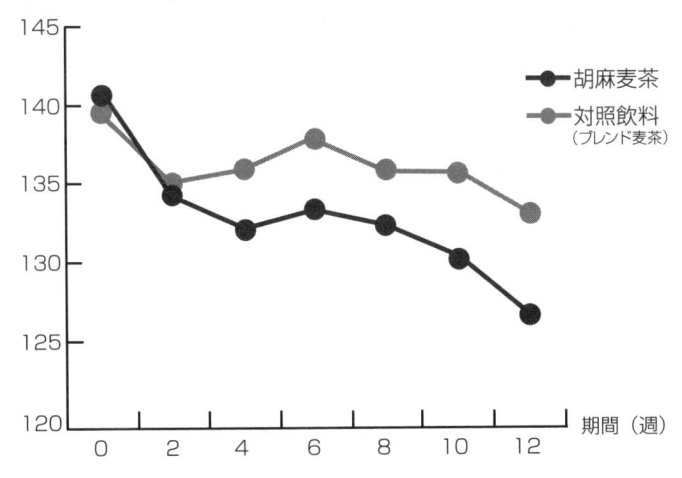

図1　胡麻麦茶と血圧低下（被験者72名の平均値）[1]

この「臨床試験」がいかにいいかげんか、というところから始めたいと思います（会場内笑）。

こんなことになるはずはない。
　まあ、収縮期血圧が140台から120台に下がるということは、胡麻麦茶群とブレンド麦茶群で同じように下がるのなら、あってもいいかもしれないですが。

　こういう試験にボランティアとして参加する方には、それなりにモチベーションがあると考えられます。血圧を下げるよい方法をみつけたい、それに貢献したいという強い意思を持っていると想定されます。
　そこで、参加した人はちょっと頑張っちゃおうと思うかもしれませんね。今まで血圧にとって少しいいかげんな生活をしていたのを、試験中の12週間はお酒や塩分を控えめにしてみようとか、生活習慣をきちっとしようとか、夜遅くまで起きているのをやめようとか、そういうことを大なり小なり実行してしまう。

　だから、両群ともに同じくらい血圧が下がるのはあってもおかしくはないんで

すよ。10以上下がっても何ら不思議ではありません。

　下がるのはいいんですけれども、両群の差がこんなにつくのはどうなのかということになります。

　これ、収縮期血圧の値で6くらい差がついているんですね。12週後の値をみると、胡麻麦茶が127、ブレンド麦茶で133くらいですからね。

　ところで皆さん、病院や医院で処方される降圧薬（血圧を下げる薬）の標準的な降圧力ってどれぐらいかご存知ですか？

　…10前後といったところが相場です。

　しかももともとの血圧が160以上といった血圧の高い人だとよく下がりますが、140前後のちょっと高めといった、今回この試験に参加した人ではそんなには下がりません。

　病院や医院で処方される薬には、いろんな薬があります。

　利尿薬のように1日薬価が6円程度の安い薬から、今一番高いのは、ARB（アンジオテンシンⅡ受容体拮抗薬）というのがありますが、これは2008年の時点で150円くらいですかね。

　値段には大分差があるんですが、いずれにしても、どの薬を使おうと大体血圧が平均で10下がれば立派なものです。

　2007年から日本で使うことができるようになった降圧薬の一つにアルドステロン拮抗薬のエプレレノンがありますが、これなんてもともとは心不全の治療薬ということもあって平均降圧力は7ですよ、降圧力としてのパワーはね。日本人で行った200人程度の臨床試験で示されています。

　そう考えると、この胡麻麦茶の試験ですが、これがこんなに差がつくはずがない。もしこれが本当なら、今後は胡麻麦茶を医師が処方する降圧薬のファーストチョイスとすべきですね。薬につきものの副作用がほとんどないでしょうから安全に使えますし。

　…本当にそうだったらという話ですけど。

　この飲料メーカーも、これを降圧薬だとは全く考えていないはずです。日本で処方されている降圧薬の売上げは年間約1兆円ですので、もしこの胡麻麦茶が

医療用医薬品として承認されれば桁違いの売り上げが見込まれ、これだけで年商1,000億円も夢ではないのに、ですよ。

　臨床試験というのは、こういったレベルのものから、治験（治療試験）という、製薬メーカーが薬を医療用医薬品として認めてもらう（保険適応を取得する）ために行う厳格なものまで、さまざまなレベルのものがあります。
　この例では、おそらくは胡麻麦茶を飲んだ群にかなり強力なバイアスがかかっていると考えるのが妥当でしょう。
　多分、このお茶の実験をしますよ、ということは知らされていて、胡麻麦茶に当たった人は頑張っちゃって、ブレンド麦茶に当たった人ははずれかと思って、あんまり頑張らなかったのではないでしょうか。
　どちらのお茶を飲んでいるかは、試験に参加した人も血圧を測る人もわからない"二重盲検"という手法を用いたことになっていますが、味など何らかの理由でどちらを飲んでいるかが一部の人にわかっちゃって、こういう差が出たんでしょうね。
　少し前に話題になった「バナナダイエット」「ココア健康法」…とほとんど同じことかなと思っています。「納豆ダイエット」のような捏造データではないと思いますが…。

　これから臨床試験がいくつか出てきますけれども、こういうデータを見たら、こんな結果にはならないのではないか？と疑うところから、スタートしなければいけない。
　なぜこのような例を最初に出したかというと、この後いくつか臨床試験データを提示していくことになりますが、これに近いような話もあるのではないかということなんです。
　実際のところは誰にもわからないし、誰も嘘だと証明はできないけれども、「そんなことありえない」と信用されていない臨床試験があることを、まずは理解しておいてほしいわけです。

2 論文吟味のための心構え

　この講義を受ける方の中には、さまざまな立場の方がいると思います。
　私と同じ臨床家の医師もおられるでしょうし、医薬品メーカーで開発に関わっている方、医薬情報担当者（MR）をしている方、治験に携わっている研究者、学生さん、それから一般の患者さんもおられるようですね。
　皆さん立場が違いますから、これから話す事柄を常識以前の当たり前のことだと思われる方もいれば、初めて聞くことばかり…という方もいるはずです。
　本講義では、立場の違う皆さんに共通して持っていただきたい、論文を読む際のポイントをお伝えしていこうと思います。

　それが、論文吟味のための心構えです。

　たとえば、実際に研究に関わっている方なら、「**臨床試験が不完全なデータを扱わざるを得ないものであること**」をご存知なはずです。
　もし、そのことを知らない方がこの講義を聞いているなら、それを知ってもらうことが目標です。
　このほかにも、この講義で身につけていただきたい論文を吟味するための心構えは、次のような事柄です。

「一次エンドポイントは、二次エンドポイントや後付で行われた解析よりも大事であること」
「複合エンドポイントで提示されている論文は、個別のエンドポイントで確認しなければいけないこと」
「サブグループ解析をみたら、反対のサブグループも考えるべきであること」
「結果がよすぎるような"できすぎ試験"は特に注意深く観察すること」
「PROBE試験におけるエンドポイントに注意すること」
「臨床効果は相対リスクより絶対リスクで考えること」
「メタアナリシスには公表バイアスがあることを知ること」
「メタアナリシスは原則として後付解析であること」

さて、これらの心構えを目にして、皆さんはどう思ったでしょうか？

何を今さら…と思った方も、何をいっているのかチンプンカンプンな方も、どちらも安心してください。
わからないこと、納得いかないことがあれば、途中でどんどん質問していただいてかまいません。

これから、具体的に臨床試験のデータを紐解きながら、自然にこの心構えが身につくように講義を進めていきます。
論文を書くことがある研究者にとっては、たとえば査読を受ける際に、どういったことに気をつけなければならないかがわかるでしょう。
また、初めて論文の批判的吟味にふれる方にとっては、最新の医学知識にアプローチするための基本を身につけるよい機会になることでしょう。

第2章 臨床試験のキホン

医学統計ライブスタイル

1. 臨床試験とはどういうものか?

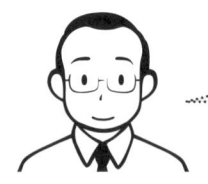

> 具体的なデータを見ていく前に、まずは臨床試験とはどういうものか?ということを、改めてシンプルに捉えてみましょう。

1 何のためにやるのか

　ある病気を持った患者集団がいます。高血圧でもいいですし、不整脈でもいいですし、心筋梗塞でも何でもいいです。その集団の一部の方からインフォームド・コンセントを取得し、臨床試験への参加に同意をいただいた後、その方々をくじ引きで2つの集団にランダムに振り分けて、それぞれの集団に別の治療を行います。

　そうやってAという薬、Bという薬を比較します。具体的には生存曲線＊というのをみていくわけです。

　生存曲線の書き方については後で説明しますね(p.24)。

　とにかく、生存曲線をみて、どっちの薬による治療がいいのかということを判断します。

　臨床試験を行ううえで大事なことの第一は、臨床試験をやってもいい領域、やっ

生存曲線 (survival curve)
　観察開始から一定の期間を経るごとに患者集団の生存の割合を調べ、時間を追ってどのように変化(減少)するかを曲線で表したもの。

てはいけない領域というのがあるということです。
「AとB、どっちがいいかわからないから試験をやる」
これが基本です。

臨床試験というのは、一種の人体実験です。
半分の人にはメリットがあるかもしれないけど、逆にいえば半分の人はデメリットを被る可能性があるわけです。
ある臨床試験に参加した人の半分は、「参加しないほうがよかった」という結論になるかもしれないですよね。そういうリスクを背負ってもらってやっているんだということです。
原則として臨床試験に参加した人には利益がありません。何のために参加するかというと、未来の同じ病気を持つ患者のためにボランティアで参加してもらっているということ。この試験結果が、未来の患者の幸福に貢献するのだという奉仕の意識ですよね。

2　やる前に結果がわかっている試験は×

だから、臨床試験をデザインする側、すなわち患者さんに臨床試験をお願いする側は、どっちがいいか既にわかっていることはやっちゃいけない。これは治験であろうが臨床試験であろうが何であろうが、一緒です。
たとえば自分たちがAという新しい薬を持っていて、もっとAの商品価値を高めるためにある程度の投資もいとわないと思っているとする。そこで、Aが既存のBという薬よりよいのはわかっているけれど、AとBを比較する臨床試験を行ってAがよいことをより明確に示して、それをAのイメージアップのための宣伝に活用しよう、という考え方ではだめなんです。
いちかばちか、自分たちが持っている薬がいいかもしれないけれども、悪いかもしれない。AとBどちらがいいのかわからないから、それを明らかにして未来の患者さんの幸福に貢献しよう、という領域でやらないといけない…ということですね。

実際のところ、臨床試験の大半は、その薬あるいは医療機器を持っている会社の主導かサポートを得て行われています。文部科学省や厚生労働省の公的研究費だけでできるわけではないんです。
　実際には、こういった公的研究費が出ることもありますけど、それだけで完結できる試験はごく少数派です。
　しかるべき規模、品質が確保された臨床試験には何億、何十億円というお金がかかるのが一般的です。公的な組織がそれだけのお金を出すのでも、篤志家が私財を投じてくれるわけでもない。誰が出すのかといえば、その薬を持っている製薬メーカーということになります。
　つまるところ、自分たちの持っている薬の商品価値を高めるために、いい結果を出してほしいという思いでお金を出すわけですけれども、だからといって最初からいいとわかっているような試験は組んではいけない。

　おそらく、最初から結果のわかっているような臨床試験は、倫理委員会が承認しません。
　私は、東京大学と国際医療福祉大学と国立病院機構の3つの組織で倫理委員をやっていますけれども、そういうところは見ますね。最初から結果がわかっているじゃないかという試験は、倫理委員会は決して承認しないですね。
　それが基本ということになります。

> すみません、ちょっと質問してよろしいでしょうか…。
> 最初から結果がわかっている試験かどうかは、どのように判断するのですか？

> 倫理委員会は、主に医学研究や先端治療の倫理的側面について議論・検討を行う機関です。
> 倫理委員会の規模や構成には幅がありますが、医師・医学研究者、その中でも、専門的な医学知識を有する人たちが必ず含まれており、なおかつ審査が偏らないように、医師・医学研究者以外の有識者…たとえば法律・社会科学の専門家、一般の立場の方などで構成されています。
> そういった委員会で、総合的に判断されているわけです。

2. データ集積と解析の方法

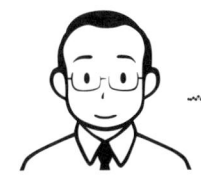

臨床試験の特徴によって、さまざまなデータ集積やその解析の方法があるということをここでご紹介しましょう。

1 データ集積のパターン

臨床試験には、患者さんのデータを集めるいろいろなパターンがあります。

次のページに3つの似たような図がありますが、いずれもAさんからKさんまで11人の人間が縦軸に、観察時点が横軸に表示されています（図1）。

一番左の図は、「健診コホートのパターン」と名づけましたが、健康診断のような例です。

ある日同時にAさんからKさんまで11人の患者さんに集まっていただき、採血をして、さらに定期的に検査をするといった流れになります。

真ん中は「典型的な治験のパターン」の例です。

降圧薬の治験がそうですが、ある決まった期間、たとえば12週間でAという薬、Bという薬の比較をしようということで、みんなが同じ期間だけ薬を飲んだり、あるいは治療を行ったりするパターンです。

AさんからKさんまで、この試験に参加した日は違いますが、同じ長さの観察期間で終了していますね。血圧の変動をみるような試験の場合、4週後、8週後、12週後というように計測し、それ以外の時点はあまり問題にしません。第1章で紹介した胡麻麦茶の試験はこの例ですね（p.4）。

本講義でメインにお話するのは、一番右にある「アウトカムがイベントのパター

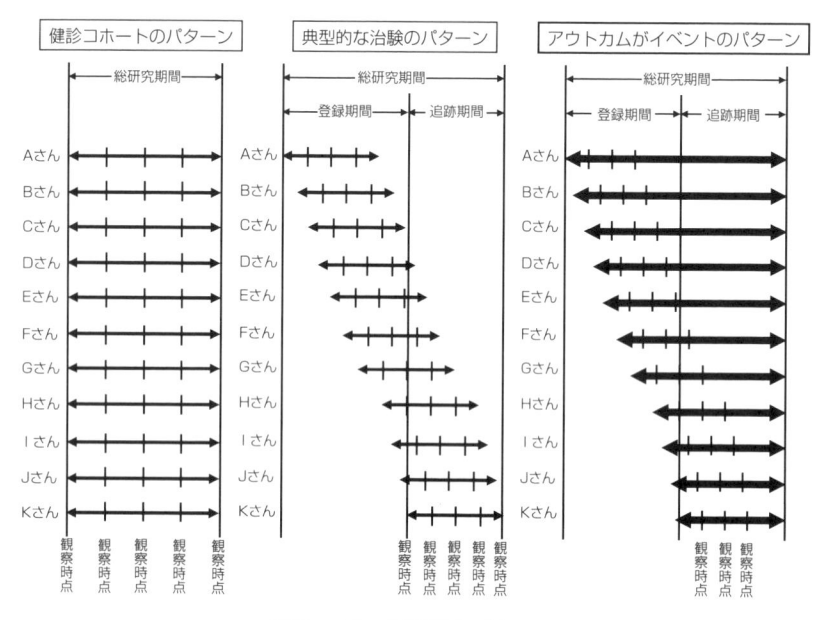

図1 データ集積のパターン

ン」になります。

　臨床試験の大半がこのようなデータ集積パターンをとります。たとえば循環器領域だったら心筋梗塞の発症、心不全の発症、あるいは死亡などの「劇的な変化」をアウトカムというのですが、薬剤によってこのアウトカムが違ってくるかどうかを明らかにしようという試験になります。アウトカムをみる場合は、「典型的な治験のパターン」のようなやり方は普通行われません。

　開始日は治験のパターンと同様に違った日にバラバラに入ってきますけれども、最終的には全員が同時に終えるようになっています。

　いつアウトカムが発生するかわからず、治験のように一定の期間で終わることもないので、治験のパターンと比べると情報量が多くなります。

　いつ心筋梗塞や心不全になるかわからないので、ずーっとフォローアップし続けているというイメージですね。

　この3つのパターンの中で、アウトカムがイベントのパターンには、残りの2つとの大きな違いとして、試験上問題になることがあります。

一番の問題は、データが「抜け落ちる」(脱落)ということですね。データを100%すべて集めることがほぼ不可能なのです。
　典型的な治験のパターン…マウスを使った基礎研究実験がまさにその典型ですが、8週、12週という期間であればほとんどすべての症例のデータがきっちり収集できます。すべての情報があるという前提を崩すことなく解析ができるわけですね。
　ところが、アウトカムがイベントのパターンの場合はそうはいかない。途中で患者さんがいなくなっちゃったということが起こり得ます。
　試験参加に同意していたのだけれども、患者さんが嫌になったり何らかの事情でやめちゃうなんてこともある。あるいは、Aという薬とBという薬の比較だけれども、主治医がAという薬を継続することに医学的な問題があると判断し、試験途中に他の治療に変更しちゃったというようなこととか、明確なプロトコル違反をしたりとか。いろんなことがあって、途中でデータが抜け落ちていきます。

　それが、この臨床試験で用いられるデザインと他の試験デザインの根本的な違いですね。
　「アウトカムがイベントのパターン」で行うことが多い臨床試験では、ある程度データが抜け落ちることを前提にしているのです。

> あの…すみません、プロトコルというのはなんでしょうか？

> プロトコルは「試験実施計画書」ともいいまして、その試験の遵守事項を記載したものです。試験では非常に大事なもので、プロトコルに違反すると、そのデータは使うことができなくなることがあります。

2 さまざまな解析方法

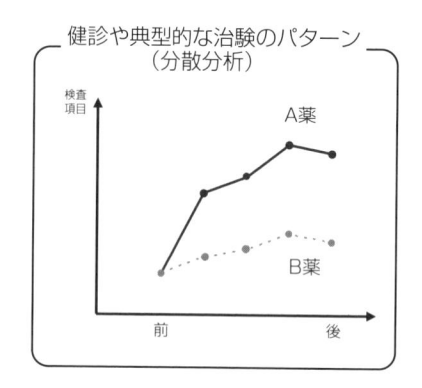

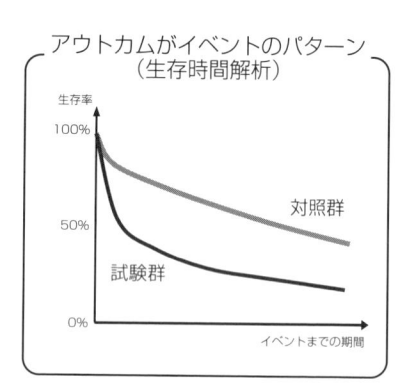

図2　データ解析のスタイル

　健康診断や典型的な治験などの解析方法は、図2の左側のようなスタイルになります。

　たとえば、開始時点があって4週後の血圧はどうなっているか、先ほどの胡麻麦茶の試験のようなイメージですね（第1章　p.4）、期間を限定して血圧の変化をみていくようなことです。

　解析法としては、ANOVA（analysis of variance）という言葉を聞いたことがありますでしょうか…分散分析という手法で行うことが多いのですが、これはデータが抜け落ちていないことを前提で行う解析ですね。

　さて、次は右側です。

　アウトカムがイベントのパターンでみられるスタイルで、こちらは生存曲線とよばれるものです。カプラン・マイヤー（Kaplan-Meier）曲線ともいいます。ほとんどの臨床試験の解析結果はこのスタイルで示されます。

　生存曲線、いわゆるカプラン・マイヤー曲線の書き方は後ほど解説することとして、検定方法はよく耳にするログランク（log-rank）検定を採用するのが一般的ですね。観察の打ち切りや、追跡不能に対応した生存時間解析ということに

なります。
　一部のデータが抜け落ちてしまうということを前提に解析を行っています。これが、健康診断や典型的な治験などで行う分散分析と一番大きく違う点です。

3. 生存曲線を理解する① 基本

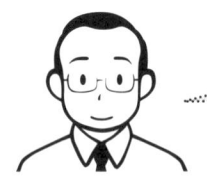

さて、「アウトカムがイベントのパターン」で行う生存時間解析の結果として示される生存曲線とは、どのようなものでしょうか？

1 NNTという数字が示すもの

　典型的な生存曲線、カプラン・マイヤー曲線の例をお見せしましょう（図3）。
　HOPE試験は、心筋梗塞、心肥大といった心臓の病気を持っている方約9,000人に集まっていただいて、ACE阻害薬という降圧薬とプラセボを比較した、10年近く前（2000年）に発表された臨床試験です。
　このような生存時間解析では、カプラン・マイヤー曲線がよく使われます。

　図の中にNNT*という文字が書いてありますが、皆さんも、臨床試験のデータを見ている方であれば、このNNTという言葉を何度か目にしたことがあるのではないかと思います。
　NNTの正確な計算方法はさておき、簡便なやり方としては次のようになります。

NNT（number needed to treat）
ある患者がよりよい治療により利益を得る（たとえば、治癒する）と考えられる時に、その治療を何人の患者が受ける必要があるかを表したもの。死亡患者を1人避け得るため行う治療に必要な人数。

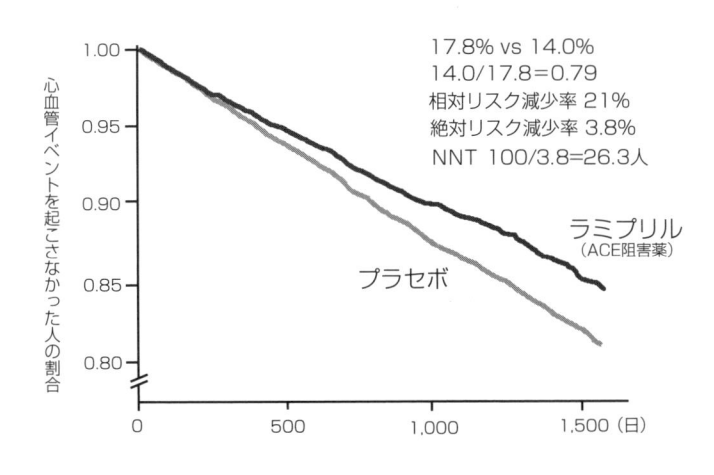

```
                                17.8% vs 14.0%
                                14.0/17.8=0.79
                                相対リスク減少率 21%
                                絶対リスク減少率 3.8%
                                NNT 100/3.8=26.3人
```

図3　心血管イベント未発症率（HOPE 試験）[1]

　この HOPE 試験では、ACE 阻害薬を処方された群とプラセボを投与された群で、約 1,500 日間でそれぞれ 14.0％と 17.8％の心血管イベントが起こっているわけですね。

　そうすると、図３にありますように、普通はこれらの数字を割り算して相対リスク減少率を出します（＝ 0.79）。だから、この ACE 阻害薬を使うと、21％心筋梗塞が減ったというようないい方をしますね（1−0.79 ＝ 0.21）。

　一方、NNT を出すには引き算するんですね。14.0％と 17.8％の差（絶対リスク減少率）を出す。この差を出してその逆数をとれば NNT になるんです。

　ここで計算された NNT は 26.3 人ということですが、これは、26.3 人の方に、この ACE 阻害薬を約 1,500 日間服用し続けていただくと、そのうちの 1 人を余分に心筋梗塞といった心血管イベントから救うことができるということです。

　この ACE 阻害薬を飲もうが飲むまいが、ある一定の確率で心筋梗塞が起こりますが、約 26 人に服用してもらうと、本来ならば 5 人程度心筋梗塞になるとしたらそれが 1 人減るんだということを、この NNT という数字は示しています。

　よく使う絶対評価の仕方ですね。後でまたこの話をします（第 4 章　p.96）。

2 生存時間解析の特徴—打ち切り

　生存時間解析ではデータが抜け落ちる、不完全であるということを前提にしているとお話しましたけれども、そういった情報のことを「打ち切り」といいます。
　引越しとか行方不明とかで追跡が不可能になってしまったり、インフォームド・コンセントを取得して試験参加への同意を得たけど、途中で嫌になってその同意を撤回しちゃったりといったような脱落例が「打ち切り」です。

　繰り返しになりますが、このような不完全データの存在を考慮した点が、生存時間解析の特徴です。
　ここで大事なことは、打ち切りデータで、その研究の信頼性がある程度わかるということなんです。

　試験の途中でいなくなっちゃった、あるいは同意撤回した、という患者さんがいます。こういうことがどうしても起こりますが、これはなるべく防がなきゃいけないですね。臨床試験が始まったら、たとえばその患者さんが途中で病院を移ったりしても、なるべくその移った病院先で情報を集めてもらうような工夫をしなきゃいけない。
　なるべくこういった脱落は避けなければいけませんし、ないに越したことはないんですが、逆に脱落が全くないと試験の信頼性が疑わしいともいえます。
　たとえば、いまだに拉致問題は解決済みと強硬な態度を取り続けている某国で臨床試験をやると、おそらくこういった脱落は起こらないと思いますよ。みんな死ぬまで試験薬を飲まされるでしょうね。脱落しているデータがないというのは、そんな感覚でもあります。

　だから、臨床試験という、一種の人体実験をやっている以上、脱落はある一定確率で起こるというのが前提ですね。臨床試験に厳格な人にいわせると、同意撤回による脱落が一例もないのはおかしいってことになります。
　私が10年ほど前に循環器の領域で臨床試験をサポートし始めて以来、いろんなところで発表したり途中経過を報告したりするような機会があるんですが、そ

ういう場で何回かいわれました。
　同意撤回がいやに少ないじゃないかと。
　同意撤回がある一定確率で起こるというのが、品質のよい臨床試験の常識ということのようですね。

> 同意撤回というのはどういう場合に起こりやすいのですか？

> これは、被験者それぞれの事情によるので、一概にはいえませんね。単純に嫌になってやめてしまうとか、他の病気になってしまったとか、家族に反対されたとか…。いずれにしても、人間が参加していますので、必ず起こるものなんです。

　ただ、脱落がなるべく少ないほうが解析の正確性は増します。
　生存曲線を見れば、打ち切りが多いか少ないかはある程度わかります。このことは後でお話します（p.28）。

　さて、ここまで話してきた打ち切りは、なるべく少なくしなければいけない「悪い打ち切り」ですが、実は打ち切りにはこれらと全く別の打ち切りがあります。試験終了までエンドポイントを発症しなかった患者さんも打ち切りというのです。
　ある患者さんが臨床試験に参加しました。
　この試験が、心筋梗塞を発症するかしないかをみる試験だとしたら、それぞれの試験で期間はまちまちでしょうが、試験がある時点で終わるわけです。
　そして、試験終了日まで心筋梗塞というイベントを起こさなかった方、つまりエンドポイントを起こさなかった方のデータが打ち切りという扱いになるのです。

　試験終了までエンドポイントを起こさなかった患者さんは「いい打ち切り」というか、試験にとって何も悪いことはありません。

4. 生存曲線を理解する② どう書く？

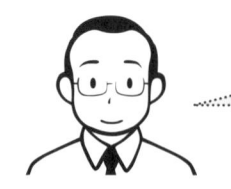

生存曲線をどう読み解くかを説明する前に、先ほど例にもあげたカプラン・マイヤー曲線というのを、どうやって書くかをざっと示します。

×エンドポイント　▲試験終了による打ち切り　△脱落による打ち切り

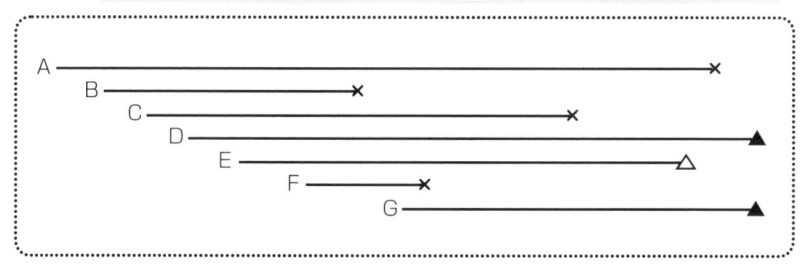

図4-a　カプラン・マイヤー曲線を書くためのデータ（例）

ここに、A～Gまで7本の線が書かれていますね（図4-a）。

7人の患者さんが参加した臨床試験の結果だと思ってください。時間が左から右に流れていきます。線の左端が試験に参加した時点、右端の×、△、▲が参加終了した時点です。ここでの×印で示されるエンドポイントは、そうですね、心筋梗塞死ということにしましょう。

Aさんは、一番最初にエントリーされ、ずっと何も起こらなかったんですが、試験終了の間際、×印のところで心筋梗塞死になったという人ですね。

Bさんは、Aさんより少し遅れて参加して、早い段階の×印の時点で心筋梗塞死になった人です。

Dさん、Gさんは、最後まで何も起こらなかったという人です。▲は試験終了による打ち切りとなります。

×エンドポイント　▲試験終了による打ち切り　△脱落による打ち切り

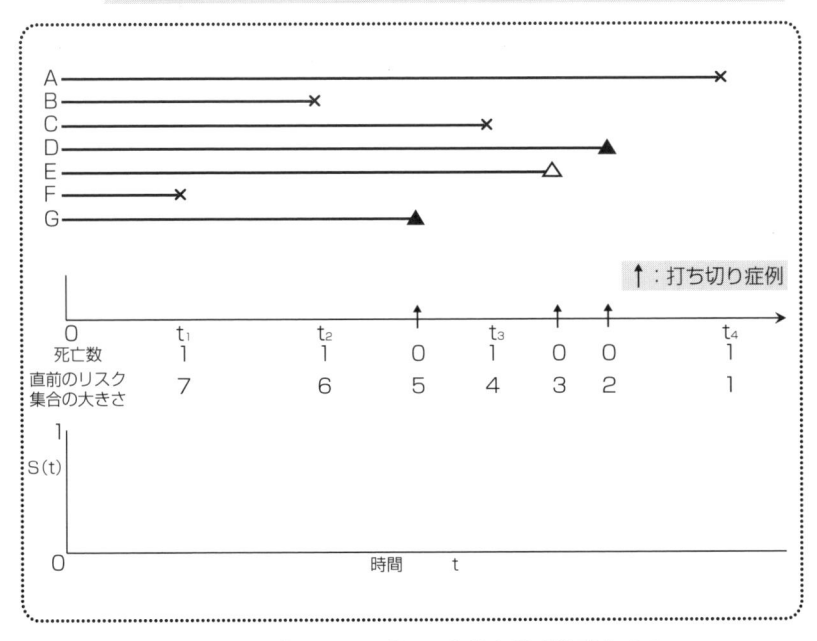

```
A ─────────────────────────────×
B ──────×
C ─────────×
D ──────────▲
E ─────────△
F ──×
G ──────▲
```

↑：打ち切り症例

	t_1	t_2		t_3			t_4
死亡数	1	1	0	1	0	0	1
直前のリスク集合の大きさ	7	6	5	4	3	2	1

$S(t)$

時間 t

図 4-b　カプラン・マイヤー曲線を書く準備をする

　それから、△があります。Eさんは、試験の途中でいなくなっちゃった、あるいは同意を撤回した脱落例ということになりますね。
　このように、7人の患者さんの参加、エンドポイント発症、打ち切りの時点がわかると、カプラン・マイヤー曲線を書くことができます。

　図4-aの患者A～Gの参加時点を、すべて左端に揃えたのがこの図です（図4-b）。
　本来は始まる時点がバラバラですけれども、まず、始まったところを揃えます。実際には、全部コンピュータがやってくれるわけですが、これでカプラン・マイヤー曲線を書く準備が整いました。

　では、実際に、カプラン・マイヤー曲線を書いてみましょう。書き方は、いたって単純です。

×エンドポイント　▲試験終了による打ち切り　△脱落による打ち切り

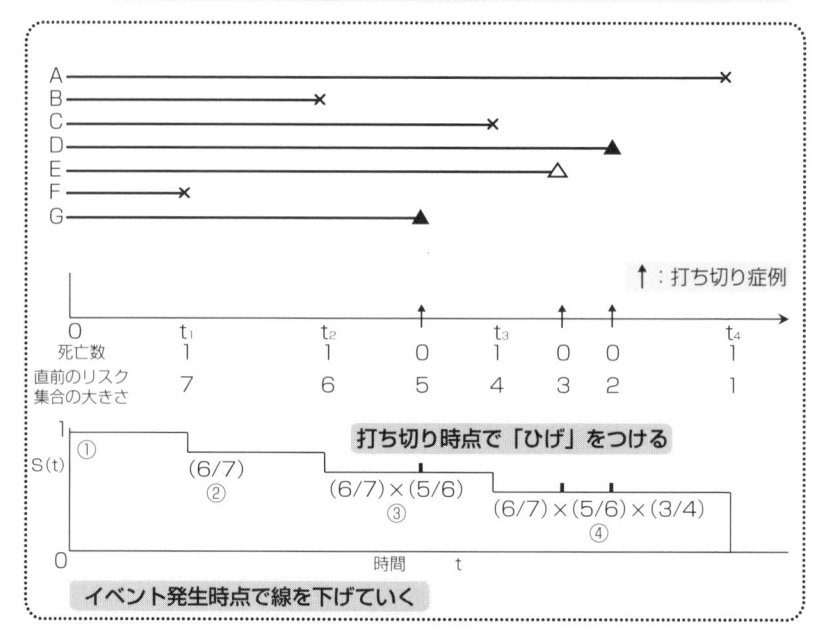

```
A ─────────────────────────────────×
B ──────────×
C ────────────────────×
D ───────────────────────────▲
E ──────────────────△
F ─────×
G ──────────────▲
```

↑：打ち切り症例

	0	t_1	t_2		t_3			t_4
死亡数		1	1	0	1	0	0	1
直前のリスク集合の大きさ		7	6	5	4	3	2	1

S(t)
① 1
(6/7) ②
(6/7)×(5/6) ③
打ち切り時点で「ひげ」をつける
(6/7)×(5/6)×(3/4) ④

イベント発生時点で線を下げていく

時間

図4-c　カプラン・マイヤー曲線を書いてみる

　グラフの縦軸S(t)が生存率、横軸tが時間になっています。このSはSurvivalの、tはtimeの頭文字です。

　試験開始時は、7人の方が何もイベントを起こしていないから、生存率は1（100％）ですよね。ここからスタートします（図4-c ①）。
　最初にイベントを起こすのが、Fさんですね。
　t_1の時点で、1人が心筋梗塞死を起こすから7人のうちの1人、1/7の確率でイベントを起こしているということになります。7人のうち6人が生き残っているということですから、生存率は6/7（約86％）になります。
　ここで、グラフの線を1/7だけ下げるのです。1段目の階段です（図4-c ②）。

　ずーっとまた右に追っていくと、次はBさんですね。
　t_2の時点で、また心筋梗塞死イベントが起きています。

今度は6人のうち1人が起こしていますので、生存率は5/6になります。

そこで、先ほどの生存率6/7にこの5/6を掛けた地点まで、グラフの線を下げます。これがこの時点の生存率、2段目の階段です（図4-c③）。

カプラン・マイヤー曲線の書き方はこのようになります。単純ですよね。

ただ、ここで忘れてはいけないのは、打ち切りが起こるということです。

最後まで心筋梗塞にならなかったという▲の打ち切りと、途中で脱落しちゃったという△の打ち切りが、どこかで起こってきて、それらはこの階段には全く影響せずに、「ひげ」がつくんですね。

ここで、t_3の時点に注目してください。

Cさんに心筋梗塞イベントが発生しています。しかしよく見ると、Cさんの前に、Gさんが試験終了により打ち切りになっていますね。

で、このt_3の階段の高さを、どう計算するかというのがポイントになるわけです。

t_2の時点では、生存率が（6/7）×（5/6）で、生存している方が5人になっていたのですが、t_3の時点では、打ち切りによって4人に減ってしまっています。したがって、Cさんがイベントを起こした時点での生存率は3/4になるというわけです。

t_3の階段は、（6/7）×（5/6）×（3/4）の地点まで、グラフの線を下げます（図4-c④）。これがt_3の時点の生存率ということですね。

さらに右に見ていくと、Dさんが試験終了による打ち切り、Eさんが脱落による打ち切りとなり、「ひげ」がついています。

実際はコンピューターが書いてくれるわけですが、これがカプラン・マイヤー曲線の書き方のあらましです。

ここで何がポイントかというと、話の流れからおわかりかと思いますが、打ち切り症例が「ひげ」で表示されるということなんです。

5. 生存曲線を理解する③ どう見る？

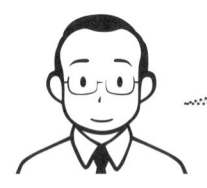

> 生存曲線では「ひげ」で示される、打ち切り症例の状況から何がわかるのか？ その見方のポイントを解説します。

1 ひげのついている時点に注目

　ここで例としてご紹介するのは、心不全の方にβ遮断薬を使うか、使わないかという臨床試験ですね。β遮断薬を使ったほうが心不全の生存率が高くなるという結果が出ています（図5）。
　グラフの中に、細かい「ひげ」が出ているのがわかるでしょうか？
　この棒のように出ているひげの一つひとつが打ち切り症例です。

　このグラフからでは、それぞれの症例がどう打ち切られたのかはわかりません。最後までエンドポイントが起こらなくて打ち切りとなった人なのか、あるいは途中でいなくなっちゃった人や同意撤回した人なのかはわかりませんが、いずれにしても、このひげが出ているところで打ち切りが起こっています。
　こういうひげを見たときの、一つの見方というか、ポイントをお教えしますとですね…。

　グラフの横軸の左側、この点線で囲った部分に注目してください。
　この辺に打ち切りがあるというのは、常識的に考えておかしいんです。
　おかしいというか、よくないんですよ。
　要するに、情報量がほとんどないということですね。

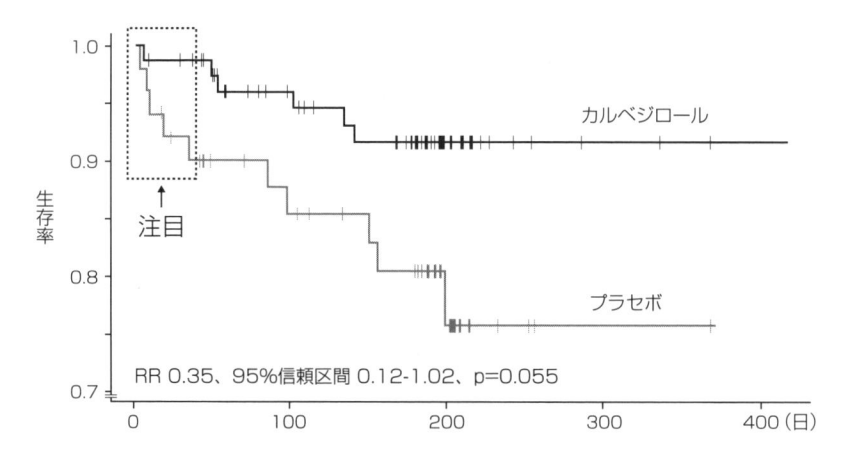

図 5 U.S. Carvedilol Heart Failure Study のサブ解析[2]

 この点線枠内にある打ち切り症例は、せいぜい長くて 1 ヵ月しかフォローアップできていない。ひどいのになると、数日しかフォローアップできていないという症例ですよね。
 では、この患者さんは試験に参加して、数日以内にイベントを起こしたのでしょうか？

 イベントを起こしたんじゃないんですよ。数日で試験そのものが終わっちゃったか、数日で脱落しちゃったということなんです。
 要するに、試験が終わる 3 日前にエントリーした人かもしれないし、試験が入って 3 日後に同意撤回しちゃった人かもしれない、あるいは行方不明になっちゃったのかもしれない…。

 だから、カプラン・マイヤー曲線の左のほうにひげがたくさん立つというのは、試験の計画や運営体制が疑問視されますし、そもそも情報量がほとんどないわけですから、あまり品質のよくない臨床試験じゃないかな？というような見方ができます。
 図 5 程度のひげでしたら、まあまあの品質だと思います。

2 ひげのないグラフは症例数に注目

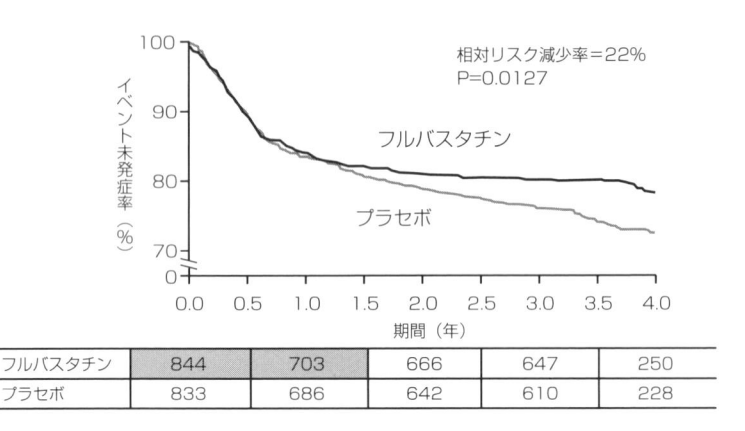

フルバスタチン	844	703	666	647	250
プラセボ	833	686	642	610	228

図6 主要有害心イベント未発症率（LIPS試験）[3]

でも、「こんなひげ見たことない」とおっしゃる方も多いかもしれませんね。

上のグラフを見てください（図6）。確かにこのグラフにはひげが書かれていませんね。症例数が多い試験ではひげを書かないことが多いと思います。大規模臨床試験と呼ばれる試験に親しんでいる方は、ひげをほとんど見ていないかもしれません。

しかし、ひげがない場合は、その時点までフォローアップされている症例数を示す数字を下に記載していることが大半です。

この試験では、1年単位でフォローアップされている症例数が記載されています。

フルバスタチン投与群の1年時の症例数703を試験開始時の844から引くことで、この1年の間に、ひげ（打ち切り）またはイベントの発生が141人分あるということがわかります。

打ち切りだけでなく、イベントを起こした人数を合算したものですが、この数字を見れば、ひげ、つまり打ち切りの大まかなレベルがわかります。

だから、仮にこの最初の1年で極端に症例数が減っていれば…たとえば、

844が300に減ってたら「あ、おかしいな」と思うような見方ができるというわけです。

　ひげのチェック、またはフォローアップ時の症例数チェックをすることは、試験の品質をみるためのひとつのポイントです。
　ひげがついてなくても、症例数の推移を見ればおおよそわかります。図6の数字のように均等に下がっていれば、それなりの品質を保った試験だといえるでしょう。

> では、どのくらい症例数が減っていたら、おかしいと判断すればいいのでしょう？

> これは一概にはいえません。普通の感覚で、844がいきなり300に減っていたら、減りすぎな気がしませんか？
> 臨床試験論文をいくつか経験していけば、その感覚が磨かれると思いますよ。極端に数が減っているような例が目につくようになります。

3 生存曲線から試験の問題点をみる

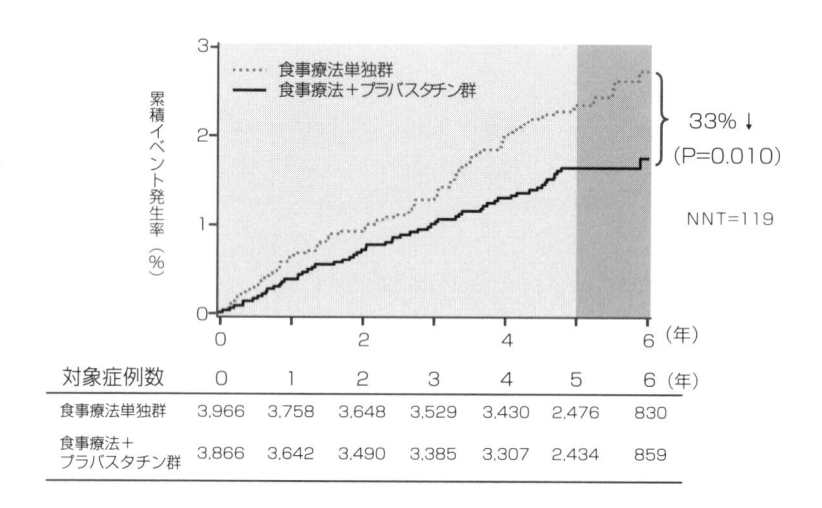

図7　一次エンドポイント：冠動脈疾患発症（MEGA Study）[4]

これは、2006年にLancetに出た日本の臨床試験、MEGA Studyです。

プラバスタチンというコレステロールを下げる薬を、コレステロールの高い方に使うと心筋梗塞が減るということを示した日本のエビデンスです。

論文にはこのようなカプラン・マイヤー曲線が書かれていて、先ほど説明したNNTを見ると、119という数字が出ています（図7）。

ここで、対象症例数の推移を見て「ちょっと変だなあ」と思う方は、勘が鋭いですね。

まず、曲線が、途中5年目あたりから急に様相が変わっている…かな。食事療法＋プラバスタチン群の変化がほとんどなくなって、一方で両群の階段の変化量が極端に大きくなっています。5年目を境にすると、明らかに違いますよね。

これはおそらく、5年を境に症例数が大きく減っているからですね。

対象症例数を見ると5年までのフォローアップ数が、突然6年で約1/3に急

減してますね。

　どうしてこんなことが起こったのでしょうか？
　もちろんこれには理由があって、実は、この臨床試験は5年間の予定でやっていたんですね。5年終わったところで、両群間の差がはっきりしなかったためなのか、試験期間を延長したんです。
　約8,000人の患者さんのインフォームド・コンセントを期限付で取っていたので、試験を延長する際に、再同意、平たくいえばインフォームド・コンセントをもう1回取らなきゃいけなくなっちゃったようです。
　取り直したら、半分ぐらいの人は抜け落ちていっちゃったかもしれませんね。もう5年もやったんだからいいでしょう、という方が多かったんじゃないかと。
　ここで半分近くの方がやめちゃった。特に長期間フォローアップされていた方でやめちゃった方が多かったのかもしれませんね。だから、5年から先で様子が違うんです。

　べつに、こういう延長、再同意をやっちゃいけないというわけではないんです。しかし、問題はあります。
　再同意を取る際にやめるということ、すなわち同意を撤回するということが、たとえば、この比較する2つの群で両方同じ頻度で起こり、なおかつ、同じリスクを背負った人が同じように同意撤回して抜け落ちていってくれれば問題は少ないでしょう。でも、実際はなかなかうまくいかないことが多いようです。

> 再同意後の2つの群を等質にする方法はないのですか？

> それを制御するのは難しいでしょうね。
> 薬を飲んでいる群の人には薬を飲んでいる人特有のやめる理由があるかもしれないし、薬を飲んでいない群の人は別の理由でやめるかもしれない。
> 要するにやめる理由が極端に違う、両群で違う集団がやめる可能性があるんですね。

実際、この試験では途中でやめた方（脱落した方）の調査も行われていて、やめた方のイベントリスクは継続した方のリスクよりも高いなんてことも後で報告されているようですね。
　だから、この臨床試験自体は再同意後のデータを合算すると有意差がついてLancetに発表されましたが、実は5年目までのデータしか信頼性は確保されていないのではないか…という考え方をする人もいるようです。
　こういうことを細かく指摘される方がいます。

　途中で同意を取り直すような作業はちょっと危険だということですかね。だから、最初にきちっと計画しておきましょうということになるわけです。

4　いい打ち切り、悪い打ち切り

　打ち切りに、いい打ち切り、悪い打ち切りがあるということをいいました。
　いい打ち切りという表現はよくないかもしれませんが、要は試験終了まで心筋梗塞といったイベントを何も起こさなかった打ち切り症例ですね。これはべつに何も悪いことではない。
　逆に、途中で同意を撤回したとか、いなくなっちゃったとかで、データが抜けちゃったというのは悪い打ち切り（脱落）ですね。

　そこで、次の図を見てほしいんですが…（**図8**）。
　臨床試験の論文を読んでいる方は、Trial　profileなどと書かれたこういう図を見たことがあると思います。どんな試験でも、必ず、このように「中止・脱落症例」、「追跡不明例」といった記載があります。
　この数字を見れば、大体、試験のレベルがわかりますね。悪い打ち切りの例数が。たとえば、左側のJMIC-Bという試験ですが、後でまた紹介しますけど（第3章　p.77）日本で行われた臨床試験の一つです。
　悪い打ち切りの症例（中止・脱落症例）が、全体の21.2％あったと計算できます。
　右側は、いい臨床試験の例です。これは海外で行われた臨床試験SCOPEで

```
        JMIC-B                                    SCOPE

ランダム割付症例                          ランダム割付症例 4,964例
1,836例（354施設）
                                                除外症例
        除外症例  186例                          試験不適格例  13例
        ・封筒法違反                              薬物非服用例  14例
        ・無投薬

ITT解析症例      ITT解析症例          ITT解析対象例      ITT解析対象例
ニフェジピン持効錠  ACE阻害薬            カンデサルタン群    コントロール群
828例           822例              2,477例          2,460例

中止・脱落症例   中止・脱落症例        追跡不明例   6例    追跡不明例   2例
154例         196例              中止同意例  76例    中止同意例 106例

試験終了        試験終了             試験終了          試験終了
674例         626例              2,395例          2,352例

脱落率 21.2%                           脱落率 3.8%
(=154+196/828+822)                   (=82+108/2477+2460)
```

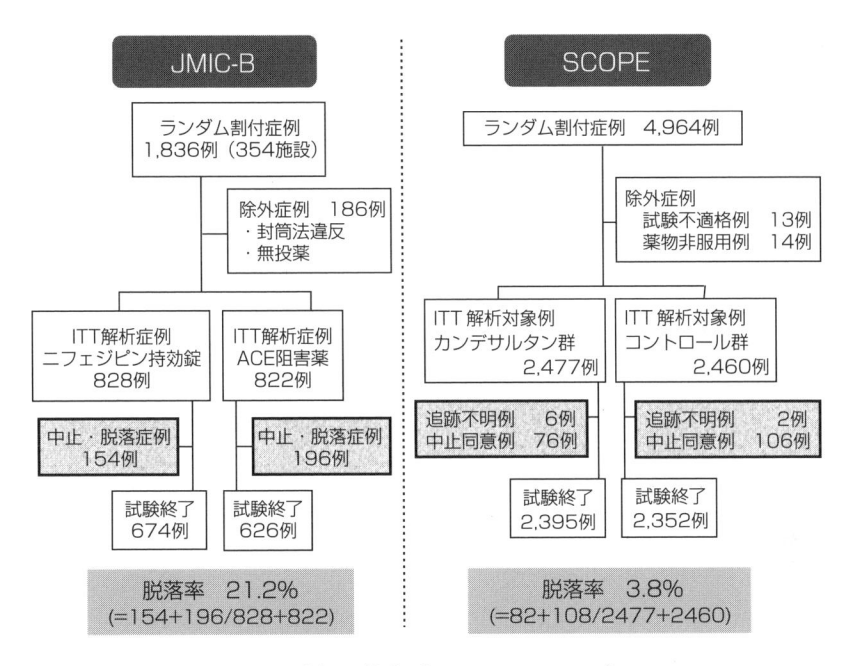

図8　症例の推移（JMIC-B、SCOPE）

すが、脱落率が3.8%しかありません。

　さて、こういった試験のプロフィールを示す図で、何を見るべきなのか？
　まず、ランダムに割り付けられる症例がありますね…左側のJMIC-Bでは1,836例、右側のSCOPEでは4,964例あるのがわかります。
　ある調査すべき症例があって、そのうちどれだけ正しくランダムに割り付けられて、その後、どれだけ両群でフォローアップされたかというのを見ているわけです。

　要するに、途中で、「中止・脱落症例」であるとか「追跡不明例」であるとかいうところに数字が書かれてあって、この数字が極端に大きくてその割合が高いとだめだということですね。

> 脱落率が高いのは、たとえばどういった原因が考えられるのでしょうか？

> これはいろいろあるでしょうね。薬の場合、副作用が強い場合など、患者さんが嫌になってやめてしまったり、医師がやめさせたりといった場合もあります。あまりに脱落率が高い場合、その臨床試験はまず失敗です。

現実として、脱落がどれぐらいの割合ならいいのか悪いのかというのは、一つの基準があります。

図8の中に書いてありますが、悪い打ち切りを示す指標として、脱落率 (drop-out-rate) というのがあります。これは、適切に追跡できなかった患者が何％あるかを示す指標です。

品質の高い臨床試験を集めて掲載する ACP Journal Club という定期刊行誌があります。さまざまな海外のランダム割付比較対照試験（RCT）の結果を、これは品質のいい試験ですよというように、定期的に掲載し、その内容を紹介しています。

ここの雑誌に載せる基準というのがいくつか決まっていて、予防または治療研究の場合は以下のようなものです。ここに脱落率は20％を超えないように、と書いてあるわけですね。

- 比較群へのランダム割付
- 80％以上の追跡率（20％以下の脱落率）
- 臨床的に重要な評価指標

ここで図8のJMIC-Bのプロフィールを見ると、ACP Journal Club の基準を満たしてない試験、品質の高くない試験ということになってしまいます。

試験のプロフィールを見れば、その試験の品質がわかるという例としてご紹介しました。

6. 割付の方法を知っておこう

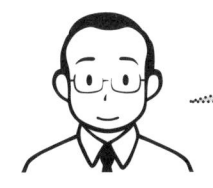

> さて、ランダム割付という言葉を何回も使ってきましたが、具体的にどうやって割り付けるかという話をしたいと思います。

　（会場全体を見渡して）皆さんここに40人くらいいらっしゃるみたいですが、この40人で臨床試験をやるとしましょう、皆さんから試験参加への同意が得られたとしてね。

　で、ランダムにこの40人の集団をまっぷたつに割る方法というのは、どうすればよいか？
　これは、もうくじ引きですね。端の人からサイコロを振ってもらうのが一番単純ですかね。奇数・偶数…って分けていくのが公平な分け方の一つですね。

　会場の真ん中あたりで前後に、前の半分と後ろの半分みたいに分けるのは一見公平に見えても、実はあんまり公平じゃないかもしれない。前のほうに座っている方は最初から来て熱心な人、後ろのほうの人は臨床試験にあまり興味のない人とかね。…そうなっているかもしれないですよね（会場笑）。
　そういう偏りが生じる可能性があるということです。
　まっぷたつに割ったときに、同一である確率が高いという2つの集団をどう確保するか？
　個々の人間はみんな違うわけですから、それを集団として考えたときに、おんなじ集団になるようにするためには、みんながランダムにサイコロを振っていくのが確実な方法の一つです。

1　症例数が多いなら、単純ランダム化法

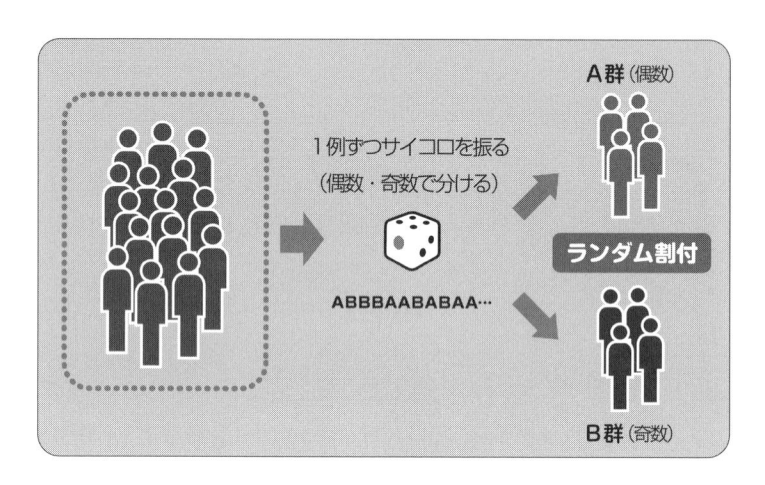

図9　単純ランダム化法のイメージ

　単純ランダム化法（Simple Randomization）っていうのが、いわゆるサイコロによる振り分けですね（図9）。この方法には、欠点がひとつあります。
　たとえば、40人が20人と20人に分かれるという保証がないんですよね。当然ながら。もし100人がサイコロを振ったとしたら、50人、50人が理想なんだけど、60人、40人のように分かれちゃう可能性が5％程度ある、というふうに確率の計算をすると出るはずです。
　要はバランスが崩れる、数のバランスが崩れるということですね。これが臨床試験にとって致命的となることがあります。

　ただ、このことは数が解決します。
　たとえば10,000人という数になれば当然ながら、6,000、4,000というふうにばらける可能性というのは常識的に考えてほぼゼロですよね。ゼロ％ではないけど、0.0000…何％じゃないですか、きっと。
　だから数が多くなればなるほど、この単純なサイコロがいいということですね。逆に100例とか40例とか少数例での臨床試験をやるときに、単純にサイコ

ロを毎回振っていると、両群の症例数のバランスが崩れちゃう。実際には、サイコロではなくコンピュータの擬似乱数表を用いることが多いのですが。

　臨床試験では、両群同じ数で解析するというのが一番症例数が少なくかつパワー（検出力）をつける一番の方法なんです。同じ100人を50、50で解析し差が出せる確率と、60、40で差が出せる確率っていうのは、50、50のほうが高くなるんですね。
　なるべく両群を同じ数でやるというのが、両群の治療効果の統計的有意差を出すコツですね。

　ということで、なるべく両群の数を同じにしたいので、あまり単純化ランダム法ではやらないですね。特に症例が少ないと予想されるときは。
　逆に、比較症例数が少ない臨床試験での振り分けで、単純ランダム化法を選択している論文があれば、少し注意してみた方がいいかもしれません。

　単純化ランダム法の欠点を補うために考えられた方法として「ブロック・ランダム化法」がありますが、この説明は専門書に任せるとして、日本でよく用いられている最もポピュラーな割付方法の「最小化法」について、少し詳しく解説しようと思います。

2　最もポピュラーな最小化法

　ランダム割付の手法で、現在、日本で一番実施されているのは最小化法でしょう。日本で行われている循環器領域の臨床試験が、私が関与しているものだけでも40から50ぐらいあるんですが、ほぼ全試験でこの最小化法、あるいはこの変法で割付を行っています。

　最小化法では、どんなことをやっているかを示した表を見てください（図10）。ここでは、A治療とB治療の2つの群にランダム割付しようとしているんですね。で、これは割付をしている途中の状態になります。

調整因子		割付グループ	
		A治療群	B治療群
年齢	→70歳以上	⑮	⑯
	70歳未満	15	15
性別	男	18	19
	→女	⑫	⑫
高血圧	→有	⑯	⑲
	無	14	12
心肥大	有	18	20
	→無	⑫	⑪
糖尿病	有	17	18
	→無	⑬	⑬
冠動脈病変枝数	1枝	19	19
	→2枝	⑪	⑫
		㊆㊈	㊇㊂

図10　最小化法（割付途中の段階）

　調整因子と書いてありますが、年齢のところを見てください。

　70歳以上という患者さんが31人、70歳未満の方が30人いまして、それぞれA治療群とB治療群に割り振られています。

　たとえば性別の欄を見ると、A治療群では男性18人、女性12人、B治療群では男性19人、女性12人になっていますね。男女を合計すると、A治療群が30人、B治療群が31人ですね。

　糖尿病の欄を見ると、A治療群では、糖尿病のある方は17人で、ない方は13人になっている…表の構成が、なんとなくわかったでしょうか。

　臨床試験が始まるときは、この表のすべての欄はゼロの状態からスタートします。先ほどもいいましたが、図10は割付を行っている途中の段階です。

　さて、この表の割付状況のところに次の患者さんが登録されてきたとしましょう。76歳の女性で、高血圧を持っていて、心肥大はなくて、糖尿病がなくて、冠動脈の病変の枝の数が2本という方が登録してきたと。

　ここで、表に丸が付いている数字に注目です。新たに参加される方が関係する因子に丸が付いています。

この丸を付けたところをそれぞれ足し算するんですね。

そうすると、A治療群では79、B治療群では83になるので、数の少ないA治療群に割り付ける、ということになります。

そこで、表が更新され、その状態で次の患者の登録を待つことになります。

これが最小化法のあらましです。

> 調整因子の項目はどのようにして決められるのですか？

> この最小化法は、冠動脈疾患の発症を検討する臨床試験での割付の例になります。ここでの調整因子は、冠動脈疾患への影響因子ですね。最小化法では、あらかじめ知られている結果へ影響する可能性の高い因子を利用します。

最小化法の何がいいかというと、この調整因子の割合が両群でほぼぴったり揃うんですね。

両群で男性の比率が極端に違ってしまう、たとえばA治療のほうは男性が多くてB治療のほうは男性が少なかったりしたら、解析するときに何らかの問題が生じ得ますよね。

男性が多いから効いたんじゃないか、高齢者が多いから効いたんじゃないか、糖尿病患者が多いから予後が悪かったんじゃないか、といった可能性がでてきますよね。

そこで、エンドポイントである心筋梗塞等々の発症に関係しそうな項目をあらかじめ調整因子に設定しておきます。

これが最小化法ですね。

現在日本で行われている循環器領域の臨床試験の大半は、この最小化法で割り付けられていると思います。少なくとも私が現在関与している臨床試験はほとんどこれですね。単純にランダムにくじ引きをしている例外が2、3ありはしますが。最小化法を行うと、臨床家は何となく気持ちがいいんですね。調整因子の比率が両群間でぴったり揃いますから。

でも、欠点もあります。

ここに書いてある項目以外の、調整されない因子が両群間で極端にずれる可能性がある。

　そうですね、たとえば先ほどの表（図10）だと、調整因子に選ばれていない高脂血症（脂質異常症）なんかは両群の割合が大きくずれる可能性があるというリスクを少し背負っています。

　だからといって、調整因子をどんどん増やしていったらいいのかといったら、ますます変になってくる、偏りが生じやすくなるともいわれています。

　実際、この表もちょっと調整因子が多すぎかな。普通は3つか4つくらいの調整因子でばらけるようにするのが一般的です。

> **この最小化法はバランスはとれますけど、ランダムになっているといえるのでしょうか？**

> **最小化法で割付していますというと、統計家から、これはランダム割付じゃないよって指摘されることがあります。**
> **ランダム割付の定義はいろいろあるんですけど、くじ引きをするまで結果が誰にもわからない、っていうのがランダム割付の一つの定義なんですよ。**
> **で、最小化法の場合は、実はこの表を持っている人には事前に結果がわかっちゃうわけですよね。だからこれはランダム割付じゃないというふうに定義上はいうこともできるわけです。**

　本来、最小化法で使われる表は、コンピュータの中に入っていて誰も見ないわけですが、ある表の状況下でこの人はこちらに入ると、最初から決まっちゃっているわけですよね。患者さんの持っている因子とそのときの割付状況によって決定していて、くじ引きになっていないわけです。

　そこで、最小化法でやる場合には、ランダムなロジックを組み込んだりすることがあります。

　たとえば、関連する調整因子を合計した両群の差が5以上だったら10対1の割合で少ない方に重点的に振り分けるけれども、その差が4以下だったら1対1で振り分けるとかね。

こういった計算はコンピュータの得意技ですよね。10対1でも1対1でも自由自在です。

　ただ、こういうことまではプロトコルに書かれませんので、ほとんど情報として出てきません。解析関連の計画書に記載されるだけですね。皆さんも目にすることがほとんどないでしょう。

　割付に関しては、こんなことが行われています。

第3章 臨床試験の問題点
こんな試験にならないように

医学統計ライブスタイル

1. なんでもかんでもエンドポイント？

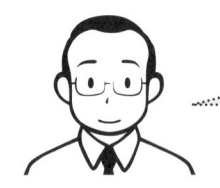

> これから、いくつか臨床試験をご紹介しながら、「これはおかしくないか？」と思われるところについて、その問題点をお話していきます。

　まず最初に、VALUEという臨床試験を取りあげます。
　これは、循環器領域の降圧薬の臨床試験ですね。血圧を下げる薬の中で世界で一番売れている、バルサルタンというARB（アンジオテンシンⅡ受容体拮抗薬）とアムロジピンというカルシウム拮抗薬の、ランダム割付試験での比較が行われ、発表されたのは2004年のことです。

　VALUE試験の評価項目を次の表にまとめました（表1）。
　臨床試験では、このようなエンドポイントを設定します。
　一次エンドポイント、二次エンドポイントといういい方をしますね。一次エンドポイントはプライマリーエンドポイント、主要評価項目…などいろんないい方がありますけど、VALUEは、アムロジピンとバルサルタンを、7,500人ずつぐらいかな、全体で約15,000人の患者さんに服用してもらって、どっちが心筋梗塞などの心臓関連イベントが少なくなるかを調査したものです。

　これまでの講義の中で、心筋梗塞が減るとか増えるとかいっていますけれども、実はエンドポイントで心筋梗塞だけをみている臨床試験っていうのはむしろ少ないんですよ。
　このVALUEが一つの例ですけど、心臓死、心筋梗塞、PTCA、CABG、うっ血性心不全による死亡、剖検時に心筋梗塞が生じたことの確証といった項目も入ってますね。それから非致死的心筋梗塞、その緊急処置…これらのうちのどれ

表1　VALUE試験の評価項目

一次エンドポイント（心臓死もしくは心疾患イベントが最初に生じるまでの時間）	心臓死	心臓突然死 致死的急性心筋梗塞 PTCAもしくはCABG実施中もしくは実施後の死亡 うっ血性心不全が原因の死亡 剖検時に急性心筋梗塞が最近生じたことの確証
	心疾患イベント	入院を要する新規あるいは慢性のうっ血性心不全 非致死的心筋梗塞 緊急血栓溶解処置その他のインターベンション
二次エンドポイント	全死亡 心臓死 心疾患イベント 心疾患イベント＋慢性安定狭心症もしくは不安定狭心症の増悪 インターベンション 致死性の可能性のある不整脈 失神、失神に近い状態 脳卒中 無症候性心筋梗塞 末期腎不全	

が起こっても、すべて一つのエンドポイントです。非致死的心筋梗塞の方は生きているし、心臓突然死の方は亡くなっているわけで、患者さんにとっては結果が大きく違いますけれども、どれが起こっても同じ重みを持つ一つのエンドポイントとしてカウントされます。

なんとなく、変だと思いませんか？

うっ血性心不全で入院して3日後に退院したという人も、心臓突然死した人も、同じ1エンドポイントなんですよ。

　エンドポイントはいくつでも設定してかまわないものなのですか？　なんでもエンドポイントにしていいのですか？

　ここでいうエンドポイントは臨床上の評価項目ですから、観察し記録できる項目であれば、数を制限するものではありません。なんでもかんでもエンドポイントにしてよいかについては、これからお話していきます。

なんとなくごまかされているような気がしますね。
ただ、こういうやり方で、多くの臨床試験は行われています。

なぜそうやっているかというと、エンドポイントの数を増やすためです。
一般的に、エンドポイントがたくさん増えれば増えるほど、両群の差が出やすいんですね。

エンドポイントが起こらない。
これは日本の臨床試験の最大の問題の一つなんですが、いつまでたっても心筋梗塞にならない、心不全にならないから、臨床試験を日本でやろうとしても、たとえば海外だったら1,000人で結果を出せる臨床試験が、日本でデザインすると10,000人必要とかね。お金も10倍かかるといった話になって、日本で臨床試験が進まない理由の一つにもなっているぐらいで。

そういうこともあって、エンドポイントの数を稼ごうということですね。なんでもかんでもエンドポイントにしようという流れがあります。この複合エンドポイントの問題については後でお話することにします（p.58）。

それから一次エンドポイントのほかに、一次エンドポイントに設定されている項目を個別に評価するものだったり、それ以外のものだったり、いろんなものを二次エンドポイント（副次評価項目）として設定しています。

> 差を出すためにエンドポイントをたくさん設定して、正確な結果になるのでしょうか？

> **たくさんのエンドポイントを設定すると、統計的に意味のある差が出る可能性が高くなるということです。ただ、統計的に意味があるということと臨床的に意味があるということは別問題です（第4章　p.96）。臨床的な意味を考えることが正確な評価につながります。**

1　一次エンドポイントが大事、二次はおまけ

> 一次エンドポイントと二次エンドポイントというのは何が違うのですか？

> 一般の方にとっては、エンドポイントは聞きなれない言葉かもしれませんね。これから、わかりやすく説明していきますね。

　ここで、一次エンドポイントと二次エンドポイントの違いというのが、どういうものかということをはっきりさせておきたいと思います。
　臨床試験というのは、この一次エンドポイント（主要評価項目）について2つの群間で差があるかを証明するためにやっているんですね。

一次エンドポイント （主要評価項目）	二次エンドポイント （副次評価項目）
・実施する大規模臨床試験の目的そのもの ・検証し、確認されたことは事実として認識される ・広く一般的事実と認識されるには同様の追試験での確認が必要	・ついでに行う検証項目（探索項目） ・検証されたことは事実としての認識に至らない（示唆された程度） ・別の試験にて一次エンドポイントとして検証、確認が必要

　「臨床試験は、確率論の実践である」ということもできます。
　ある薬とある薬を比較した場合、どれだけの確率でどっちがいい、というのを出そうということです。
　100人の患者さんに参加いただく試験もあれば15,000人の試験もあり、規模や内容はさまざまですが、目指しているのはただ一つのエンドポイント、すなわち一次エンドポイントに差があるかどうかということを確率的に証明することですね。
　そのために臨床試験をやっています。

ただ、それだけではもったいないので、このデータを使って後でいろいろおまけで調べましょう、ということで二次エンドポイントをいくつか…ときには、10個、20個と設定して、併せて調べるというのが一般的な考え方です。

一次エンドポイントはすごく大事なんです。
二次エンドポイントはおまけです。

もう一度いいます。二次エンドポイントはおまけなんです。

一次エンドポイントが証明されれば、これは真実に近いと解釈します。
二次エンドポイントは、たまたま結果がよくても、たとえば10個調べたら1個まぐれ当たりすることもあるぐらいの感覚ですね。
一次エンドポイントについては、最初にこれ1個だけを調べます、といっているんですね。二次エンドポイントは、そのついでにおまけで10個調べます、といっているんですね。

しつこいですが、もう一度いいますよ。
二次エンドポイントは、おまけなんですね。

> 一次エンドポイントが大事なら、おまけの二次エンドポイントは不要なんじゃないでしょうか？

> たった1つのエンドポイントだけのために莫大な費用、人的貢献を得るのはいかにも「もったいない」ですね。二次エンドポイントを設定し、さらに後付でいろいろと探索するのは大切なことです。

2　野球のスコアにたとえてみると…

　一次エンドポイントと二次エンドポイントについて、もう少しわかりやすく説明できないかな？と考えまして、野球のスコアにたとえてみることにしました。
　下のスコアボードを見てください。2008年春の甲子園大会での実例です。これは誰が見ても、A高校の勝ちで、B高校は負けですよね。誰が何といっても、1対0でA高校の勝ちです。

	一	二	三	四	五	六	七	八	九	十	計	H	E
A高校	1	0	0	0	0	0	0	0	0		1	6	3
B高校	0	0	0	0	0	0	0	0	0		0	8	0

　でも、たとえば、ヒットはB高校が多いじゃないか？
　…これが二次エンドポイントみたいなものです。
　エラーもB高校が少ないんじゃないか、といって後から言い訳するような話なんですよ。二次エンドポイントとか、次にお話する後付のエンドポイントっていうのはね。

　野球の試合は、点数をより多く取るためにやっているわけですよね。送りバントしたり、わざとアウトになるようなこともしながら、点を取っていくわけですよね。つまり、「得点」というエンドポイントのためにやっているわけで、それ以外で起こったことっていうのは、試合結果には関係ないことなんです。
　たとえば、8本もヒットを打ったりエラーが少ないところをみると、本当はB高校のほうが強いのかなあとも思いますよね。A高校は運よく勝ったのであって、10試合やったら4勝6敗くらいになるのかもしれません。
　ただ、たまたまA高校が勝ったんだとしても、得点を目標にして一所懸命やった結果ですから、この試合はA高校の勝ちでよいということですね。

　そういう話ですね。一次エンドポイント、二次エンドポイントっていうのはね。

1．なんでもかんでもエンドポイント？　── 51

3 各評価項目の関係

各評価項目には、一般的には、次の図のような関係があります（図1）。

一次エンドポイントでも二次エンドポイントでも、最初にこういうことを調べますといって、前もって知らせているエンドポイントならまだいいんですが、試験が終わった後から、こんなことも調べましょう、あんなことも調べましょう、なんていってきたとなると、これはもう、信頼性の低いいいかげんなものになってきます。

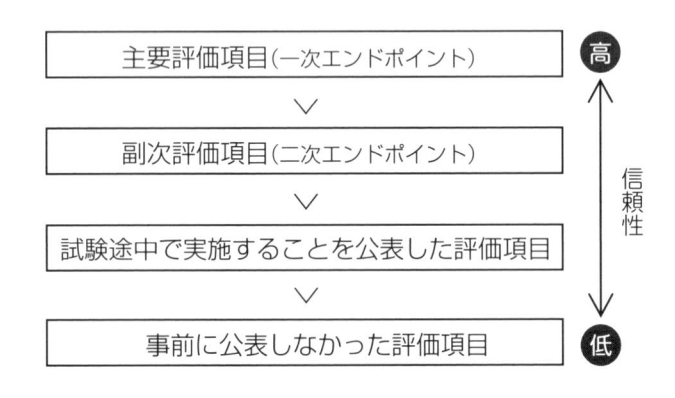

```
主要評価項目（一次エンドポイント）     高
        ∨
副次評価項目（二次エンドポイント）        ↑
        ∨                          信頼性
試験途中で実施することを公表した評価項目   ↓
        ∨
事前に公表しなかった評価項目          低
```

図1　評価項目の関係

なんでいいかげんになってくるのか？

理由の一つとしては、たとえば、事前に公表しなかった評価項目なんかがそうですが、試験が終わってからだと、既に解析用のデータが全部揃っているわけですよ。

そうなると、いろんな解析ができますよね。

その中で、都合のいい結果だけを発表するなんてことができちゃいますね。100個、200個と調べてみれば。10,000人のデータなんていったら、それはもういろんな解析ができますよ。

その中で自分にとって一番都合のいい、Aという薬にとって都合のいい結果だ

けを出すということも可能ですよね。後ほど、そういった例も示します。

そういうわけで、事前に公表しなかった評価項目は一番信頼性が低い。

多少学術的にいうと、たくさん調べれば調べるほど、偽陽性*が起こるということになります。一方で、「男性のみ」とか「70歳以上の高齢者のみ」といったサブグループで分けていろいろと調べることによって、偽陰性*ということも起こり得ます。

> 偽陽性や偽陰性はどのようにして起こるのでしょうか？

> 偽陽性は「第一種の過誤」、偽陰性は「第二種の過誤」ともいいますね。偽陽性は、検定の際に、差がなくても誤って差があると判定してしまうことです。いっぱい調べればまぐれ当たりもある、そんなかんじですかね。
> 逆に、男性のみといったサブグループを作ると、解析対象とする症例数が小さくなり、本来なら差があるのに統計上意味のある差（有意な差）が出なくなってしまうということが起こります。これが偽陰性です。

偽陽性（false positive）
　本当は陰性にもかかわらず、検査結果では誤って陽性と出てしまうこと。その疾患にかかってないのに、かかっているという結果が出るなど。
偽陰性（false negative）
　本当は陽性にもかかわらず、検査結果では誤って陰性と出てしまうこと。

2. 後付の解析に気をつけろ

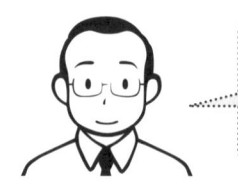

> 後付の解析は、たまたまおまけで調べているだけですので結果の信頼性が低くなります。
> これは、そんな後付解析の典型的な例です。

　糖尿病の発症を抑制する効果が、いくつかの薬で証明されているということになっています（図2）。ACE阻害薬やARBのような降圧薬の中には、服用することによって糖尿病になりかけ（耐糖能異常など）の人をその発症から救うことができるというようなことが、まことしやかにいわれています。

　たとえば、このグラフの一番左、HOPE試験なんかそうです。この試験は、プラセボ比較でACE阻害薬ラミプリルを使った群で糖尿病の発症率が約3割減ったという結果ですね。

　その隣のLIFE試験では、β遮断薬と比較してARBロサルタンで25％減ったと。

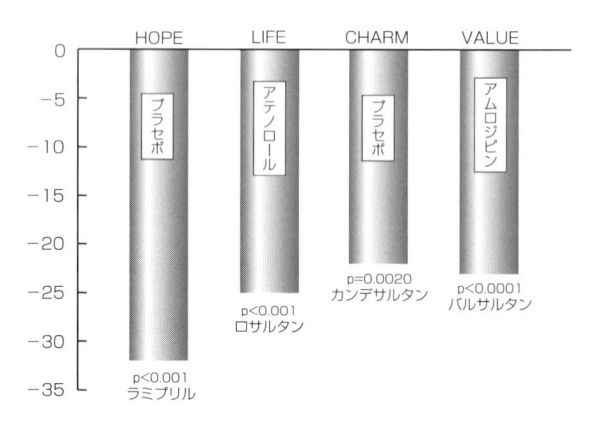

図2　大規模臨床試験における新規糖尿病発症と降圧薬の影響 [1-4)]

こんな試験結果が数多く出ています。

ACE 阻害薬や ARB を使うと、それ以外の薬を使う、あるいは何も使わないよりも、糖尿病が予防できるんだと。

このグラフでは、どれも大体 2 〜 3 割は抑制できるというふうにいっているんですよ。

みんな、そうだと、大体一応信じているんですが、LIFE 試験以外は全部後付です。LIFE 試験ではかろうじて二次エンドポイントに設定されていました。

さっきの野球のたとえ話の、エラーの数とかヒットの数みたいなもんですね（p.51）。おまけでやっている解析です。

そこで、このおまけの解析の結果がいかに危ういかという例を見てみましょう。

これは DREAM という臨床試験です。図 2 でみた HOPE 試験と同じ ACE 阻害薬ラミプリルを使った臨床試験で、糖尿病になりかけ（耐糖能異常など）の人に、ACE 阻害薬を使うか使わないかというランダム割付をやっています。左がラミプリルを使用した群とプラセボ群、右がロシグリタゾンという糖尿病治療薬を使用した群とプラセボ群を比較したカプラン・マイヤー曲線です（図 3）。

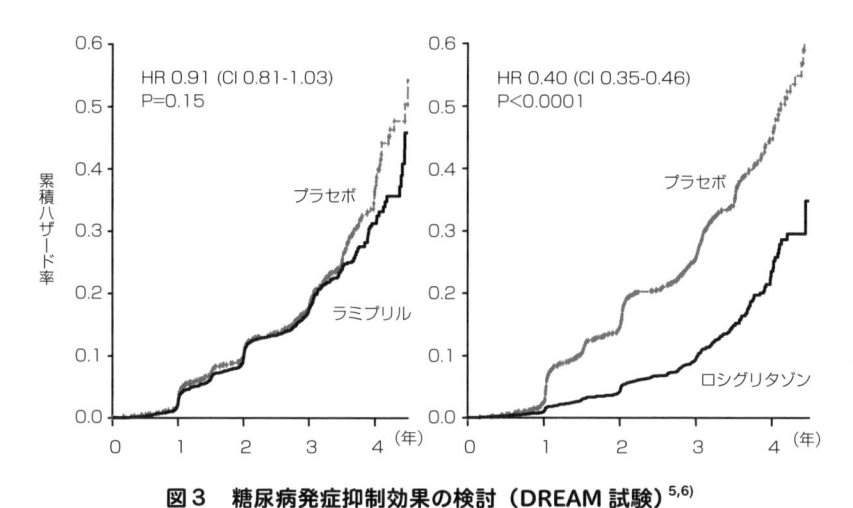

図 3　糖尿病発症抑制効果の検討（DREAM 試験）[5,6]
左:ラミプリル（ACE 阻害薬）　右:ロシグリタゾン（糖尿病治療薬）

この試験では、一次エンドポイントに糖尿病の発症を設定しているんですね。

ラミプリル群とプラセボ群を比較した左のグラフに注目してください（図3）。
図2の試験はどれも、たとえば心筋梗塞の発症とか、心不全の発症とか、死亡とか、さまざまなイベントを複合エンドポイントに設定していて、たまたまおまけとして、糖尿病になるかならないかを調べているというデザインです。
DREAM試験は、糖尿病になるかならないかを明らかにしようということで、その専門的な調査を行っています。
全症例約10,000人に対して、半年毎に1回OGTT（経口ブドウ糖負荷試験）を実施し、糖尿病になっているかどうかを厳格に調べているんですね。半年毎の調査ということで、たとえば3ヵ月後に糖尿病になっていても6ヵ月後まで検査しないため、カプラン・マイヤー曲線はどうしても階段状になってしまいます。

何がいいたいかというと、このように糖尿病発症を一次エンドポイントに設定し、厳格に臨床試験を実施すると、ACE阻害薬（ラミプリル）群では統計上意味のある差がつかなかったということです。
図3右のロシグリタゾンは糖尿病の治療薬なのでプラセボ群と有意な差がついて当たり前なんですが、左のラミプリルと同じACE阻害薬やARBの臨床試験はいっぱいあって、図2のように、ACE阻害薬やARBは糖尿病を抑制するという結果が山ほど出ています。
どこの総説にも書いてありますよ。ACE阻害薬とARBには糖尿病発症抑制効果がある、というふうに書かれています。

しかし、このDREAM試験の結果をみる限り、厳格に臨床試験を行うとそんなこといえないのかもしれない。
確かに、DREAM試験のラミプリル群のHR（ハザード比）が約0.9で統計上の有意差がつかなかっただけで、もっと症例数が多かったならばACE阻害薬が糖尿病発症を10%程度抑制できるという結果になる可能性が高いとは思います。すなわち前に述べた偽陰性の可能性はあります。
しかしながら、HOPE試験などのような、3割の抑制効果はないのではないかということですね。

> あの…。ハザード比って何ですか？ この数値をみると何がわかるのですか？

> これは統計用語で、臨床でいう相対リスクまたはリスク比のことです。このDREAM試験の場合だと、ラミプリル群の糖尿病発症率がプラセボ群の何倍あるかを示しています。

結論として、どちらが正しいかはまだわかりませんが、DREAM試験のほうが正確にやっています。

図2の試験では、探索しているに過ぎません。

たとえば全症例でOGTTをやるわけでもない。たまたま検査して糖尿病だったら糖尿病だとか、あるいは主治医が糖尿病治療薬の投与を開始したら糖尿病だとか、いろいろとあいまいな基準で評価していますので、信頼できないということです。

これは、一次エンドポイントが大事ですよという例ですね。

最後に、臨床試験でよく使われる糖尿病診断基準の例を示しておきます。

- ・追跡期間内に糖尿病の薬物治療が開始された症例
- ・他院で糖尿病と診断され糖尿病治療薬の投与が開始された症例
- ・6ヵ月毎の症例報告書類と有害事象データベースをモニターし、糖尿病と診断された症例
- ・HbA_{1c}値が6.5％を超えた症例
- ・空腹時の血糖値が少なくとも2回以上126mg/dLを超えた症例

これらの診断基準が後付のエンドポイントでよく設定されていますが、診断する医師の主観的な判断を伴うものが多いのにお気づきかと思います。また、空腹時血糖やHbA_{1c}のように客観的な数字であったとしても、その測定間隔が明確に決められていないとしたら信頼性が高いとはいえないでしょう。

要するに、測定されなければ糖尿病と診断されることがないわけで、後付の場合は、両群間で診断精度に偏りが生じている可能性があるということです。

3. 複合エンドポイントに惑わされるな

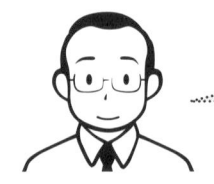

> 一次エンドポイントは、多くの項目を合体して複合エンドポイントにしているのが普通ですが、実際には一つひとつ注意してみる必要があります。

複合されていると、どれが、どのくらいよくなっているのかわからない。
心筋梗塞を予防しているのか、脳梗塞を予防しているのか？
すべてのエンドポイントでよかったのか？
心筋梗塞または脳梗塞が減ったという結果をよくよくみたら、心筋梗塞は減ってなかったかもしれません…。
だから、複合エンドポイントの場合は、それぞれのエンドポイントをみなきゃいけないんですよね。

複合エンドポイントの問題で、二次エンドポイントが有効に活用されているいい例が LIFE 試験です。
2002 年に発表された ARB ロサルタンと β 遮断薬アテノロールの比較試験で、一次エンドポイントは、「脳卒中または心筋梗塞」と設定されました。
図４の上のグラフのように、脳卒中または心筋梗塞とそれによる死亡といった複合エンドポイントを一次エンドポイントにおいて、ロサルタンが統計上有意な差をつけて約 15％勝った、という試験です。

実は、この LIFE の論文には、次のようなデータも一緒に出ています（図４下）。
これは、二次エンドポイントの一つとして致死的な脳卒中と非致死的な脳卒中だけを抽出したら、約 26％よかったという結果を示しています。

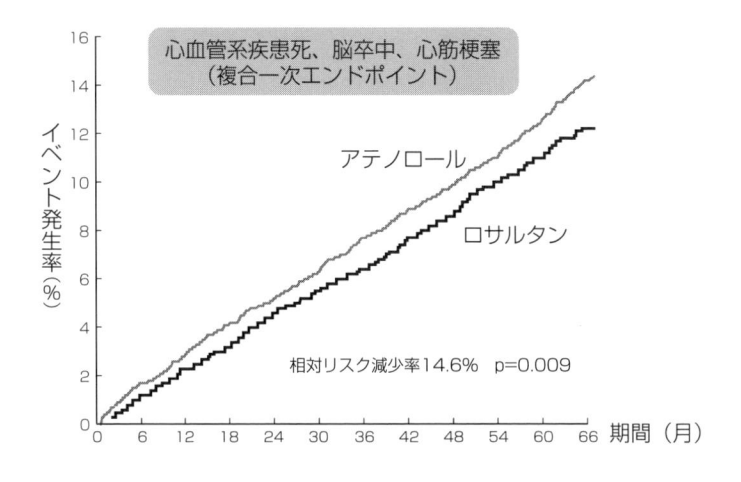

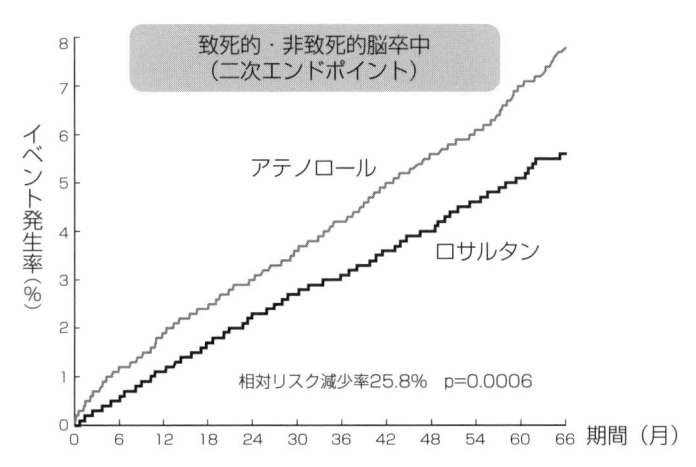

図4 ARBロサルタンとβ遮断薬アテノロールの比較（LIFE試験）[2]

これ、わかりますよね。

上のグラフが心筋梗塞と脳卒中、下のグラフが脳卒中ですから。引き算すればすぐわかりますね、心筋梗塞には効かなかったということですよ、これ。

ね。そうでしょ。

実際に論文中に、心筋梗塞に関しては全く差がなかったと書かれていて、その図も掲載されています。

この試験結果をもってして、脳卒中と心筋梗塞の両方を予防したといって情報

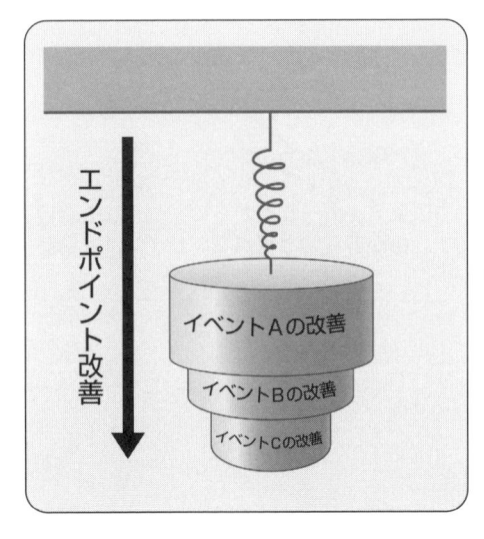

図5 複合エンドポイント改善で考えられる可能性（イメージ）

いくつかのエンドポイントを併せて有効（バネが伸びている）なとき、どのエンドポイント（イベントA、B、C）がそれに貢献しているのかをよく確認しないといけない。

提供したとしたら、間違いということになります。

　実は脳卒中は予防したけれども、実は心筋梗塞は予防できなかったということですね。もっとも心筋梗塞予防効果がある程度明確になっているβ遮断薬との比較ですから、当然といえば当然なのでしょうが。

　複合エンドポイントだけをみるとすべて予防しているようにみえるかもしれませんが…。

　だから、複合エンドポイントのときは、どこがよかったのかということをよく見極める必要がありますね（図5）。

> ちなみに、先生は製薬メーカーからこのような情報提供を受けたとしたら、どういった印象をもたれますか？

> ここでは、脳卒中を予防したことは自信を持っていえるわけだから、その情報を示したほうがいいですよね。
> なぜなら、私のように指摘する人間もいて、せっかくいい情報なのに、かえって、ごまかした情報を流しているななどと、思われかねません。

コラム　エビデンスの客観的な検証法

> 我々臨床医がEBMを実践しようとするとき、日常の臨床に追われてしまい、どうしても製薬メーカーなどからの提供情報を鵜呑みにしてしまいがちです。何か客観的な視点でエビデンスを検証できる簡単な方法はあれば、教えていただきたいのですが…。

> EBMを実践するには、客観的な視点でエビデンスを評価する方法が必要です。しかし、おっしゃるとおり臨床医は多忙ですから、ある程度簡易な方法が求められていると思います。
> 私が考案したEvidence Score（ES）という評価方法がありますので、ご紹介しましょう。

　ESは、エンドポイント評価の際に重要な点に注目して考案した指標です。

　方法としては、比較検討することが妥当と思われる品質の確保された臨床試験の一次エンドポイント、二次エンドポイントに注目し、対照群との比較で有意差が出たものについて、スコアリングしていきます。

　スコアリングの基準を示した次の表を見てください（表2）。

　一次エンドポイントと、二次エンドポイントを含むあらかじめ設定されたエンドポイントとは、前にお話したように結果の確かさに差がありますので、スコアに2倍の差をつけています。また、対照が実薬かプラセボかでもその試験結果の持つ臨床的意味は異なりますので、この差も2倍にしています。最終的には表にあるように1、2、4、8の4段階にスコア化しました。

表2　Evidence Score（ES）の基準[7]

	対照	スコア
一次エンドポイントに有意差あり	薬剤	8
	プラセボ	4
あらかじめ設定された他のエンドポイントに有意差あり	薬剤	2
	プラセボ	1
後付のエンドポイントに有意差あり	薬剤	0
	プラセボ	0

エビデンスの客観的な検証法

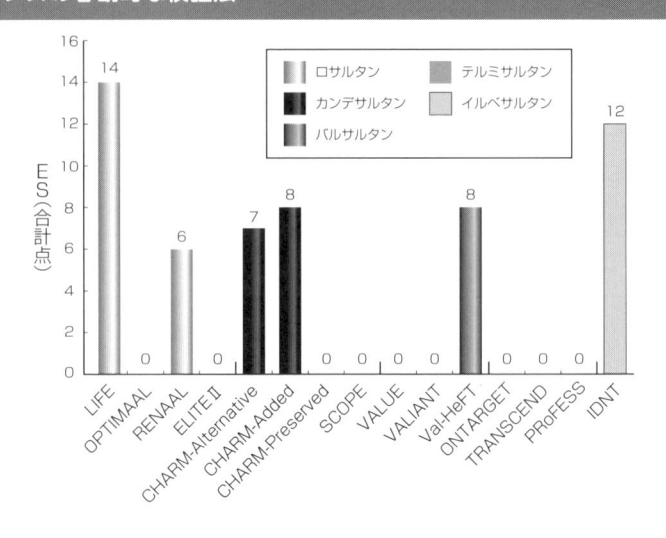

図6　試験別 Evidence Score（ES）[7-12]

　表2にない項目のスコアは0になります。有用性の検討を想定していますので、非劣性が証明された場合もスコアは0です。

　で、比較したい論文のエンドポイントをスコアリングしていき、その合計点を、エビデンスの質と量を表す指標とする考え方です。

　例としてARBの代表的な臨床試験の結果をグラフ化してみました（図6）。

　このESにはプラセボ対照の試験が有利になったり、多くのエンドポイントを設定している試験が有利になったりという問題点はあります。しかし、臨床医が客観的な視点でエビデンスを検証できる簡単な方法としての価値は、十分にあるのではないかと考えています。

　この方法を用いれば、臨床試験の比較検討が平易になります。実際には、第三者が試験デザインの記載された論文と結果を正式発表した論文を照合し、各試験毎に点数をカウントして公表していくようにすればよいのではないかと思います。

　なおESについては、日本醫事新報とCirculation Journalに論文を書いていますので[7,8]、興味のある方は是非ご一読ください。

4. 真のエンドポイントを見極めよう

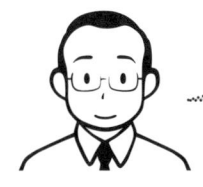

> ここで「真のエンドポイント」と「代用エンドポイント」についてもふれておきます。この概念は、臨床試験の肝として大事なところです。

1 真のエンドポイントと代用エンドポイント

　繰り返しになりますが、エンドポイントとは評価項目のことで、臨床試験で最終的に目標となる結果のことを指しています。
　このエンドポイントには「真のエンドポイント」と「代用エンドポイント」があります。トゥルーエンドポイント（true endpoint）、サロゲートエンドポイント（surrogate endpoint）といった用語のほうが通りがいいかもしれませんね。

　本来求めたい評価項目、たとえば死亡や心筋梗塞、脳卒中などの発症が、「真のエンドポイント」にあたります。しかし、この「真のエンドポイント」を追求するとなれば、かなりの労力がかかります。
　死亡や心筋梗塞、脳卒中などのイベントが起こるまでは非常に長い時間がかかることは容易に想像できますね。
　それでなくても、臨床疫学研究は時間がかかる。時間がかかるとそれだけお金もかかるというわけで、なんとかスピードアップがはかれないかということで考案されたのが、この「真のエンドポイント」に代わる「代用エンドポイント」なんです。

ただし、この代用エンドポイントは、真のエンドポイントと正相関するものでなければならないんですね。
　たとえば、循環器疾患領域で代用エンドポイントとしてよく用いられる不整脈、左心肥大、微量アルブミン尿、蛋白尿の発症が、真のエンドポイントである心筋梗塞、心不全、腎不全発症と連結していることが大前提になるというわけです。

2　見かけだけの改善は意味がない

　心筋梗塞患者が不整脈を合併して死亡するという臨床経過があることは間違いのない事実ですが、心筋梗塞患者に抗不整脈薬を投与して不整脈を治療しても、死亡率が減少しなかったという臨床試験があります。
　CAST という試験がそれです。

　この試験は、次のような臨床上の疑問から実施されました。
　　1．心筋梗塞患者のうち、心室性不整脈の出現が少ない患者のほうが予後がよいことが知られている。
　　2．心筋梗塞で不整脈を持つ患者に抗不整脈薬を投与すると、間違いなく不整脈は減少する。
　　3．では、心筋梗塞患者の死亡率が抗不整脈薬によって減少するだろうか？

　ここでは真のエンドポイントは心臓死で、不整脈が代用エンドポイントといった設定ですね。

　で、結果はどうなったかというと…。

　抗不整脈薬を投与して不整脈を減らしても、死亡率が減少しなかった。というより、予想と全く逆に予後が悪くなるという結果が出たんです（図7）。
　不整脈は減ったが死亡率が高くなったというのでは、不整脈減少は心臓死抑制の代用エンドポイントとしては成立しないということになります。

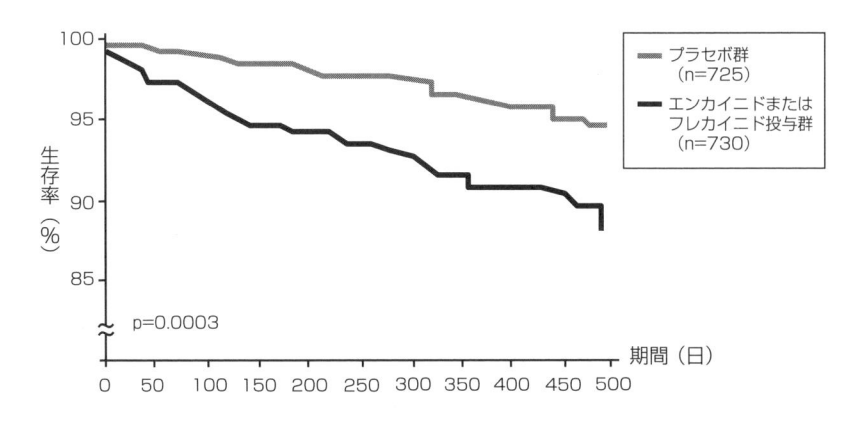

図7 心筋梗塞患者の生存率（CAST試験）[13]

最近（2008年）では以下のような例もあります。

脂質レベルを改善させる薬剤としてはスタチン（HMG-CoA還元酵素阻害薬）が最もよく知られていますが、最近コレステロール吸収抑制薬エゼチミブが日本の臨床でも使われるようになり、その効果が期待されていました。

スタチンの場合は、脂質レベルの改善という代用エンドポイントと、心血管イベント抑制という真のエンドポイントが正相関することが知られています。ではエゼチミブにもこのような関係が成立するのでしょうか？

この疑問に答えるために実施されたのが、SEAS試験です。

この試験はスタチン製剤の一つであるシンバスタチンとエゼチミブ併用による50％以上のLDLコレステロールの低下によって、心血管イベントが予防できるかどうかを大動脈弁狭窄疾患者で検討したものです。

エゼチミブはスタチンと併用すると脂質改善を顕著にもたらすということで、一部の医師では広く使われています。

で、この試験の結果がどうなったか？

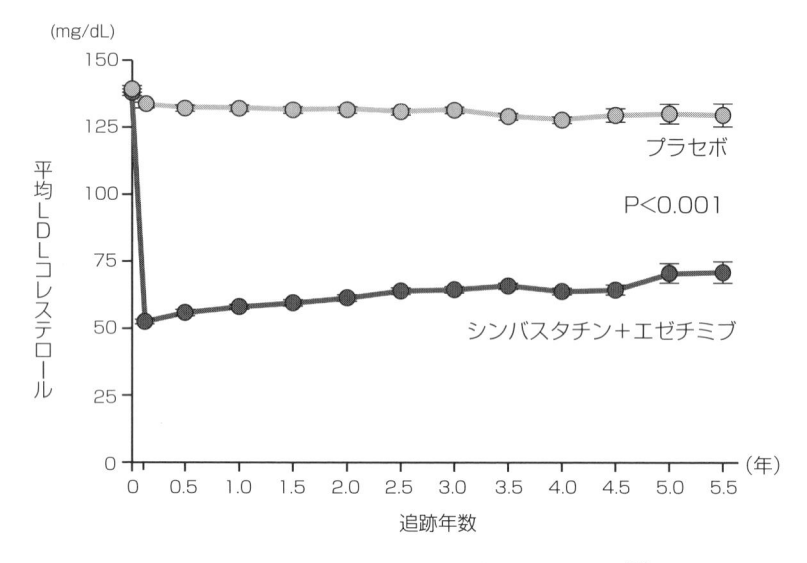

図8 LDLコレステロールの推移（SEAS試験）[14]

　LDLコレステロールの推移（図8）を見ると、プラセボ対照で、脂質レベルが大きく低下しているのがわかりますね。悪玉コレステロールとして知られるLDLコレステロール値を半減させています。
　そのうえで、図9のエンドポイントの結果を見てください。
　脂質レベルは厳格に管理されたのに、心血管イベントの発症については全く差がなかったというということが、このカプラン・マイヤー曲線からわかります。

　これが何を示しているかわかりますか？

　スタチンによる脂質レベル（代用エンドポイント）改善と心筋梗塞などの心血管イベント（真のエンドポイント）減少は相関しますが、エゼチミブでは相関しないということです。
　エゼチミブは、1日薬価（10mg）が約240円もする高価な薬です（2008年4月改定）。
　スタチンとエゼチミブの併用が、このような見かけの脂質値を改善するだけで、真のエンドポイントである心血管イベントを全く減らさないというのなら、現時

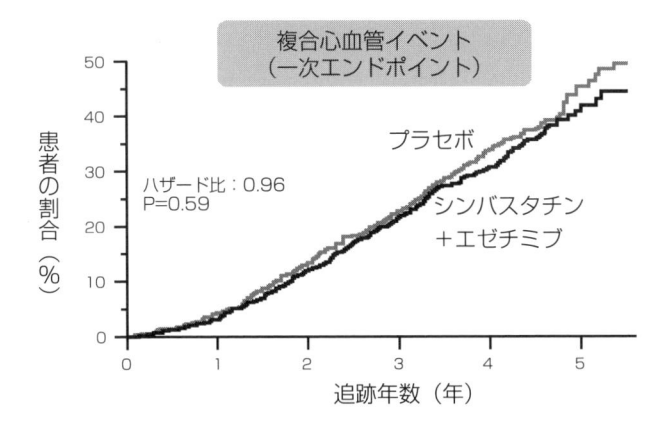

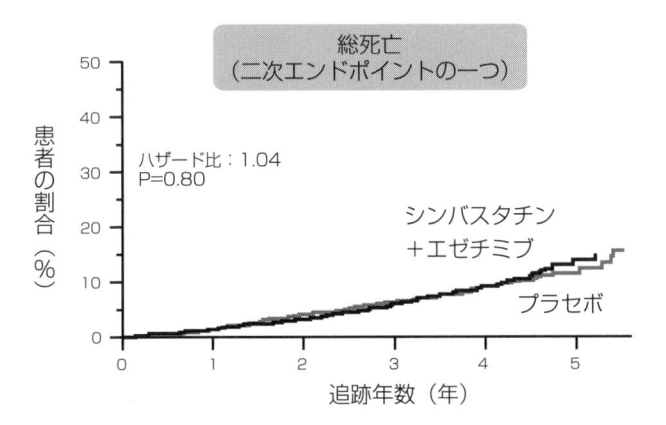

図9 一次エンドポイントおよび総死亡（SEAS試験）[14]

点で臨床医にとって、併用の利用価値は限りなくゼロに近いのではないか。さらに、心血管イベント抑制に有用なことが証明されているシンバスタチンの長所を完全に打ち消していることから、エゼチミブ自体はスタチンと逆に心血管イベントを増やすのではないかと考えざるを得ません。

2009年以降も関連する試験がいくつか予定されているようですので、エゼチミブのエビデンス、特に日本人での成績については慎重に見守りたいと思います。

5. 都合の悪い情報は出さない？

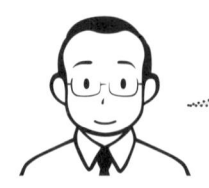

> 臨床試験でサブグループでの解析をみたとき、一部グループの結果のみ出されている場合は、他はどうなのか？と考える視点が重要ですね。

　ここでは、JELIS という臨床試験を例として取りあげます。

　イコサペント酸エチルという薬があります。成分はいわしやまぐろなんかに多く含まれている EPA というものです。

　これが医療用の薬として売られているのは日本以外ではほとんどないと思いますが、結構いい値段するんですよ。1 日薬価が 300 円を超えてますね（1,800mg、2008 年 4 月改定）。医療用医薬品として売られているんですが、その真の価値をみいだそうということで、主要な心血管イベントを一次エンドポイントとして、イコサペント酸エチルを使うか使わないかという臨床試験を日本で行ったんですね。

　結果として、差がついたんです。

　見事、19％心筋梗塞を予防できた。この薬を飲み続けると、心筋梗塞の発症が 19％抑制されるという結果が出ました（図 10）。

　これは正しい結果だとみんな思っています。私もそう思います。

　高脂血症（脂質異常症）の薬として日本で使われているんですが、コレステロールが高い患者さんのコレステロールレベルはほとんど下がらないんですよ。これを飲んでも。

　この薬の何がいいかというと、多分、抗血栓、つまり血液の固まりをできにくくする作用があるんですね。それがいい結果をもたらしたのではないかともいわれています。

図10 主要心血管イベント発生率（JELIS試験）[15)]

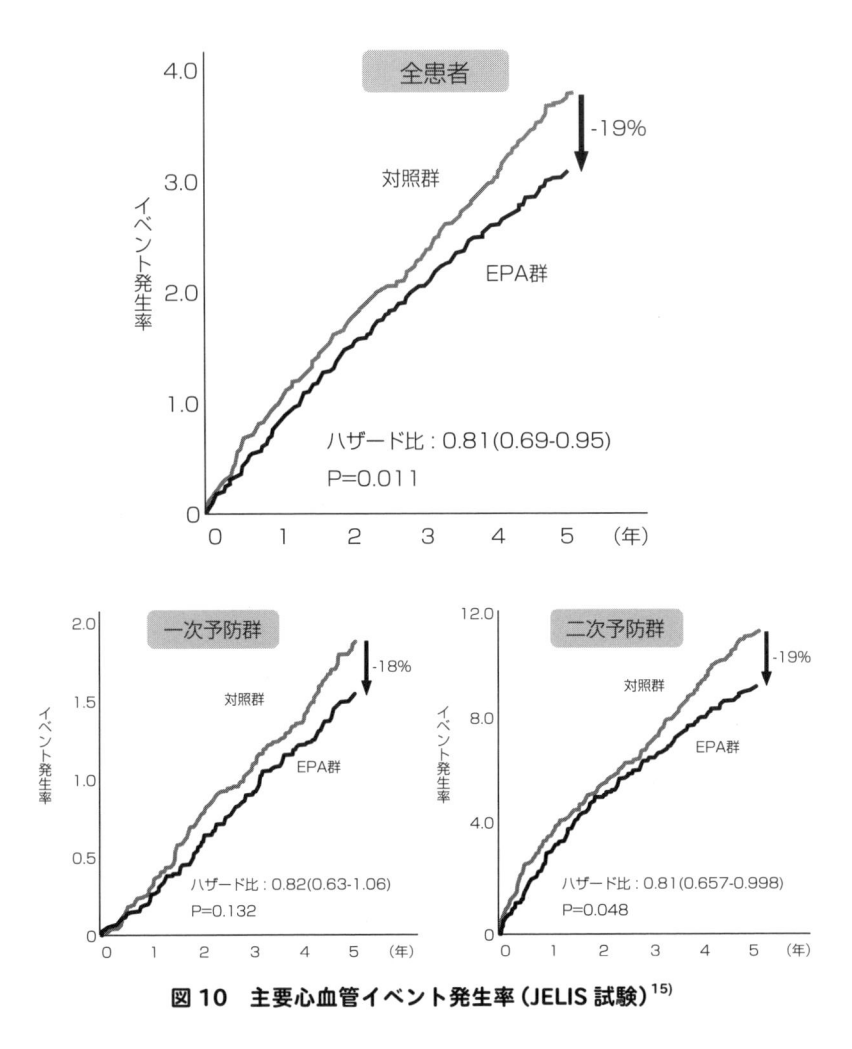

　図10の3つのグラフは、全員の患者さん、一度も虚血性心疾患になってない患者さん（一次予防群）、一度虚血性心疾患を発症した患者さん（二次予防群）というグループでの解析結果を示しています。

　全患者で一次エンドポイントが－19％、これを2つのグループに分けて一次予防群と二次予防群で一次エンドポイントがそれぞれ－18％、－19％だから、虚血性心疾患の既応があろうがなかろうが同じように効いているということですね。

　これは確からしい。

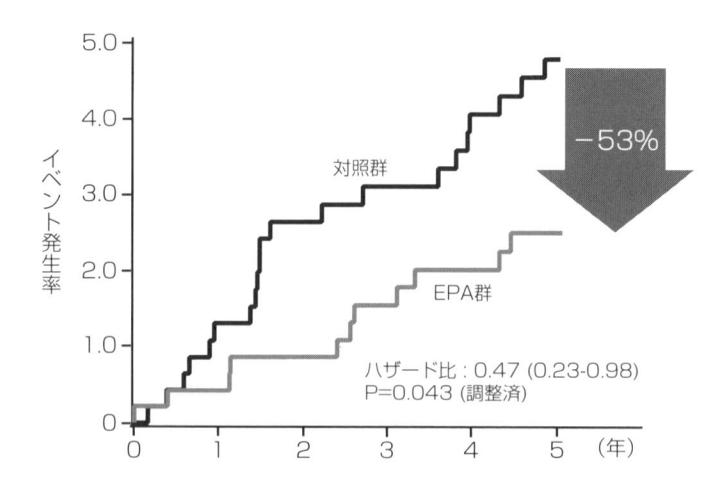

図11 主要心血管イベント発生率（TG ≧ 150、HDL-C<40mg/dL）（JELIS試験）[16]

グラフ内: 対照群、EPA群、−53%、ハザード比: 0.47 (0.23-0.98)、P=0.043（調整済）

ただ、2008年にサブグループ解析としてこんなデータも発表されています（図11）。

全患者のうち、中性脂肪（TG）が150以上かつHDLコレステロール（HDL-C）40未満という集団で調べたということです。

全患者は4つの集団に分かれますね。

中性脂肪	HDLコレステロール	
高い	高い	①
高い	低い	②
低い	高い	③
低い	低い	④

この表のように、HDLコレステロールと中性脂肪の、高い・低いの組み合わせで4つの集団（①〜④）に分かれますが、その中の中性脂肪が高くてHDLコレステロールが低いという②の集団で調べると、53%も抑制したと。

ここまでの話の流れでおわかりかと思いますが、逆にいえば、それ以外の①③

④の集団ではほとんど効いていない可能性があるのではないかということですよね。

でも、報告では、①③④の集団での結果は公表されていません。中性脂肪が高くHDLコレステロールが低い集団（②）の心血管イベント発生率が①③④の集団より高いため、この②の集団でのみイコサペント酸エチルの効果を調べたということのようです。

中性脂肪が高くてHDLコレステロールが低い患者さんは、積極的にイコサペント酸エチルを飲んでもらうと心筋梗塞が減る可能性がありますよ、ということは逆にいえば、中性脂肪が低い人、HDLコレステロールが高い人は飲んでもらってもそれほど効きませんよ、ということなのかもしれません。

いずれにしても、あくまでおまけの解析で探索的な結果に過ぎないのですが。

しかしながら、薬を販売するメーカーとしては、中性脂肪が高くHDLコレステロールが低い人に効きますよ、という情報提供（宣伝）はするでしょうが、それ以外の人には効かないかもしれない、という情報提供はしないのではないでしょうか。

まあ、そんなことですね。

> 効いていないというマイナスの情報は、企業としては出さないのも不思議ではないような気もしますが…。

> 正常の人には効いていないということも含めて、公平な情報を出してもらったほうが、医療レベルの向上に貢献できますよね。こういう情報提供をしたほうが、むしろ得のような気もするんですけど。MRの皆さんも、いい結果の情報だけを持って行って、「都合のよいことばかりいうな」と信頼を失うようなことになったら元も子もないでしょう。

6. これでいいのか ランダム割付①

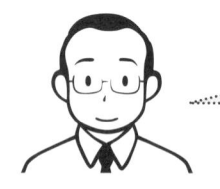

ここからは、こんな臨床試験にならないように…という例をみていきます。まずはランダム割付ができていない試験…これがけっこうあるんです。

　折にふれていろいろなところでいっていますが、私は、臨床試験の基本中の基本はランダム割付を正しく行うことだと思っています。臨床試験の一番大事なところだと思っています。

　ある集団をランダムにまっぷたつに分けて、背景に差のない全く同じ集団を2つ作って調べることで、初めてA治療とB治療の"差"が見えてくるわけです。まっぷたつに分かれてないと、正しい比較はできません。

　だから、ランダム割付ができていないというのは臨床試験にとって致命的なことなんですが、過去の日本で行われた臨床試験の中にはこれができていない例がありました。

　けっこう昔に行われた臨床試験ですが、ランダム割付ができていなかった例として、紹介します（図12）。

　この試験は、過去に心筋梗塞を起こしたことのある陳旧性心筋梗塞患者に対して、硝酸薬を使うと心筋梗塞の再発が予防できるかどうかを明らかにするために行ったものですが、ランダム割付試験とはいえません。

　硝酸薬ってわかりますか？　ニトログリセリンなど血管拡張作用がある薬で、貼り薬や飲み薬がありますね。

　図12の棒グラフを見ると、硝酸薬を服用している群がより多く心筋梗塞を起こしていますから、陳旧性心筋梗塞患者に硝酸薬を使うことはよくない（心筋梗

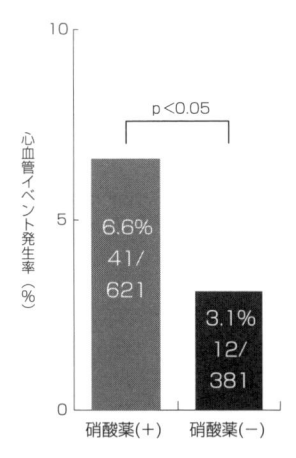

対象症例	心筋梗塞後　1,002例
登録期間	1986年1月〜1994年6月
患者振分法	カルテ番号（奇数/偶数）
観察期間	18.0±19.9ヵ月
評価項目	一次エンドポイント 　非致死的/致死的心筋梗塞 　心不全による死亡・突然死
結果	心血管イベント発生率 　硝酸薬（＋）：41／621　（6.6%） 　硝酸薬（－）：12／381　（3.1%） 　p＜0.05オッズ比　2.17　（1.13-4.19）

図12　陳旧性心筋梗塞患者における硝酸薬長期投与試験[17]

塞が増える）という結果となるんですね。

　図中の「患者振分法」に注目してください。ランダム割付をカルテ番号の奇数か偶数かで割り振っています。

　カルテ番号の一の位は0から9のどれかになりますよね。なので、必ず偶数と奇数が半数ずつ入っています。

　だから、この研究者はランダム割付ができると、試験を始める前には思ったのかもしれませんね。

　ランダム割付、これでできると思いますか？

　具体的には、奇数だったら硝酸薬服用群、偶数だったら硝酸薬非服用群にすると決めて臨床試験をやったわけですね。

　これは、ランダム割付になっているかなぁ。

　なってないんですね。ならないんですね。

　偶数の人全員、奇数の人全員が試験に参加するんだったらこの振分法で OK で、ランダム割付になります。

ところが、対象患者全員がこの臨床試験に参加するわけじゃないんですよ。必ずインフォームド・コンセントを取得するという段階を経るんです。主治医が試験内容を説明し、その試験に参加するかしないかの意思確認をし、同意をいただきますね。このときに、硝酸薬を既に服用している患者さんと服用していない患者さんとでは試験への参加同意の割合が変わる可能性が大だと思われます。
　「試験に参加していただけませんか？」と主治医が患者さんに声を掛けることで臨床試験が始まりますが、ここで起こっただろうことがさらに問題です。

> 臨床試験に誘われた時は、何か注意した方がいいんでしょうか？

> いえいえ、そういう心配はないですよ。ただ、臨床試験・治験について正しく理解する必要があると思いますので、誘われた場合は、その先生の話をよく聞いて判断してください。

　患者さんから、試験に参加したいのですが…、といってくることはまずありません。もちろん、新聞などで公募している治験もありますから、ないとは限りませんが、一般には主治医が患者さんに声を掛けるところから始まるわけですよね。

　そこで、何が起こったのかということを、皆さんにも考えていただきたい。

1　どうしてランダム割付できないのか

　もし、硝酸薬は重症の心筋梗塞患者には必須だと思っている医師がこの試験に参加していたとしたらどうなるでしょうか？

　硝酸薬を投与する群が奇数だ、投与しない群が偶数だというルールを悪用して、重症の方をなるべく硝酸薬群に割り付けようという意識が働くかもしれませんね。
　重症の心筋梗塞、軽症の心筋梗塞がありますよね。自分の患者ですからわかりますよ。この患者は重症の心筋梗塞だ、この患者は軽い心筋梗塞だと、最初から

わかっていますよね。

　重症の心筋梗塞患者でカルテに奇数番号が振られていたら、試験に参加していただけないかと声を掛ける。でも偶数番号だったら声を掛けない。

　軽症患者では、偶数番号が振られている患者のみに声を掛ける、といったことをやってしまっているんですね。おそらく…。

　なぜ、こういうことがいえるかというと、患者背景をみればわかるんです。

> その医師に硝酸薬を重症患者に使いたいという意思がなかったら、どうなんですか？

> それならば問題はないでしょうが…。正しい方法でランダム割付をすべきだという話としてご理解ください。

2　患者背景の問題点から作為がみえてくる

　下の表を見てください（表3）。これは、この試験に登録された患者背景を両群で比較したものです。

　まず気づくのは、硝酸薬服用群と硝酸薬非服用群で症例数が大きく異なっているところでしょうか。さらに病変の枝の数、狭心症の割合、どの数字を見ても、明らかに硝酸薬服用群のほうが重症患者になっています。

表3　硝酸薬服用群、非服用群の患者背景の比較[17]

	硝酸薬服用群 (n=621)	硝酸薬非服用群 (n=381)	p値
病変枝数	1.71±0.87	1.45±0.77	<0.001
狭心症（%）	27.2	17.1	<0.001
運動負荷陽性（%）	39.0	23.6	<0.001
抗不整脈薬（%）	14.5	8.9	<0.01

このように両群の症例数や患者背景が大きく異なっている、ということは要するに、ランダム割付になってないんですね。

何の作為もなく、偶数の方、奇数の方分け隔てなく声を掛けていれば、こんなに偏ることはありません。こうなる可能性はゼロではないでしょうけど、まずあり得ません。
要するに、医師の作為が入っているのではないかということになります。

このように、一見すると硝酸薬が心イベントを増加させたように見える結果ですが、両群間で異なっている背景因子が交絡因子＊として隠れている可能性が大です。
背景因子の偏りを調整したうえで、群間の心イベント発症に大きな差が認められるかどうかを検証することは大切ですが、何よりこのような背景因子の偏りが生じるようなランダム割付比較対照試験を行ってはいけないということを強調したいと思います。

> 背景因子の偏りが問題になることはわかりましたが、このような交絡因子はどのように調整するのですか？

> 混じってしまった交絡因子を削除することはできませんね。Propensity Score（第5章 p.127）はその一例で、いくつかの統計手法を用いてある程度は調整できますが限界があります。最初に正しくランダム割付を行うことが何より必要なんですね。

交絡因子（confounding factor）
調べようとする因子以外で、疾病の出現頻度に影響を与える可能性のあるもの。

7. これでいいのか ランダム割付②

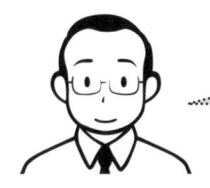

> ランダム割付がきちんとできていることは臨床試験の大前提です。そこに注目して結果をみると、隠された作為が浮かび上がってきます。

　いい打ち切り、悪い打ち切り（第2章　p.34）の例で紹介したJMIC-B試験も、割付のときに医師、患者の作為が入っている可能性が高い例です。
　JMIC-Bは冠動脈疾患を合併した高血圧患者を対象とした、カルシウム拮抗薬ニフェジピンとACE阻害薬のランダム割付試験です。
　冠動脈疾患には、心筋梗塞と狭心症がありますので、いずれかの患者にニフェジピンかACE阻害薬を服用してもらって、心イベントがどうなったかというのをみたものです。

　すごい結果が出ています。
　図13の左のグラフを見ると、なんと心筋梗塞患者群ではカルシウム拮抗薬が断然いいんですね。
　心筋梗塞の既応のない、狭心症の方ではほとんど変わらないんですが、心筋梗塞既往の患者ではニフェジピンがものすごくよい結果になっている。
　心イベント発症が半分以下になるなんて、にわかには信じられない結果です。

　これは世界の常識からちょっとはずれているんです。
　心筋梗塞の方は心不全を大なり小なり合併している可能性が高く、また心不全患者にACE阻害薬がいいというのは確立したエビデンスなんです。一方で、カルシウム拮抗薬は心不全患者にはそれほどよくないというのも確立したエビデンスなんですね。

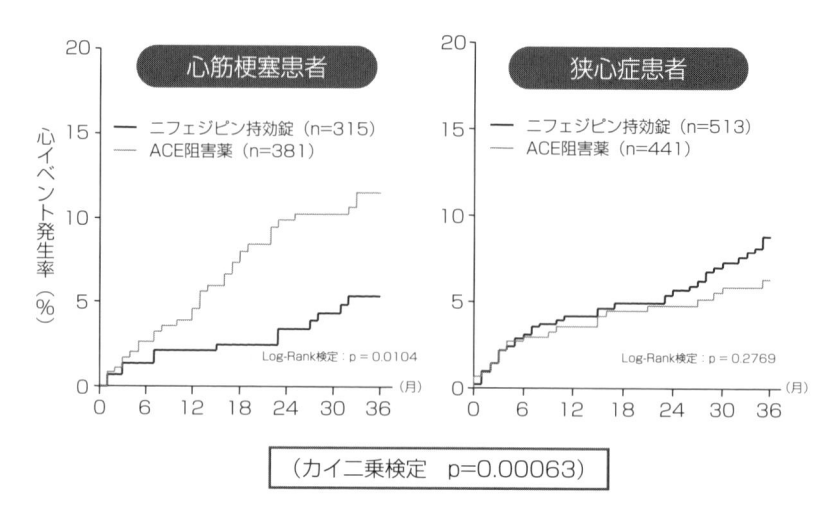

図 13　心イベント発生率（JMIC-B 試験）[18]

　アムロジピンは世界中で一番使われているカルシウム拮抗薬ですが、このアムロジピンとプラセボの比較で心不全の方を対象に臨床試験をやったところ、心血管イベント発症率に全く差がなかった。それ以来、カルシウム拮抗薬は心不全の患者さんを対象とした臨床試験をほとんどやってないんですね。

　しかしながら、日本ではカルシウム拮抗薬で何かいい結果を出したいという思いがあったんでしょうね。で、その通りの結果が出たと。

> すでに確立したエビデンスがあっても同様の臨床試験を行ってよいのですか？

> 海外に比べて、日本人には冠動脈がけいれんして一時的に血流が流れなくなって生じる狭心症、心筋梗塞が多いといわれています。こういったタイプの狭心症、心筋梗塞の予防にはカルシウム拮抗薬がよいといわれていますので、JMIC-B を日本で行うことの意義は大きかったと考えられます。

予想外の結果が出たから文句をいっているわけではありません。

何がおかしいかというとですね、まず症例数です。

くじ引きでランダムに2つの群に分けていったら、両群の症例数が同じ数にならないとおかしい。もちろん、ぴったり同じになる必要はないですが…。

覚えていますか？

ランダム割付の方法で説明しましたが、100例をくじ引きで割り付ける場合に、60、40のようになる可能性が5%程度あるといいました（第2章 p.38）。

この試験の心筋梗塞患者696例が、くじ引きで、偶然315例と381例に分けられる確率はどのくらいだと思いますか？

さっきの100例だったら60、40のように分かれる可能性が5%といいましたけど、これだけの規模でこれだけはずれる可能性は0.063%しかありません。これはカイ二乗（χ^2）検定という統計手法を用いればすぐに計算できます。

0.063%の確率で、315と381のように両群の症例数が違ってくる可能性はありますが、逆にいえば99.9%このようにはならないってことですね。

では、どうして、このような症例数の違いが生じたんでしょうか？

図14は、JMIC-BとSCOPE試験での症例の推移を表していますが、ここにその片鱗が見えるんですね。

1,836人患者さんが登録されてランダム割付は828／822になったと書いてありますが、図中の②の除外症例に注目してください。ここで「封筒法違反・無投薬」で、186人が除外されています。

中止・脱落ではなく、除外されている症例ですから、この試験は、ITT解析*の対象にすらなっていないわけです。

ITT解析（intention to treat analysis）
　臨床試験で、中止・脱落症例を含めた全例を対象にして解析する方法。これに対し、中止・脱落症例を除いて、実際に行われた治療に基づいて行う解析を、on treatment analysis あるいは per protocol analysis という。

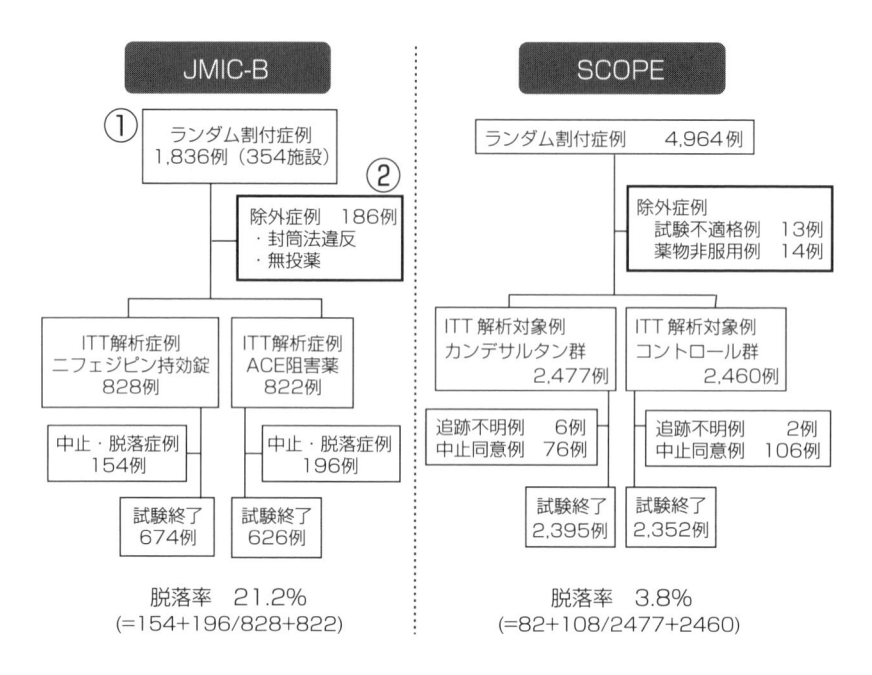

```
                JMIC-B                              SCOPE

    ①  ランダム割付症例                    ランダム割付症例  4,964例
       1,836例（354施設）  ②
                        除外症例  186例              除外症例
                        ・封筒法違反                 試験不適格例  13例
                        ・無投薬                    薬物非服用例  14例

    ITT解析症例      ITT解析症例         ITT解析対象例      ITT解析対象例
    ニフェジピン持効錠  ACE阻害薬          カンデサルタン群     コントロール群
       828例         822例              2,477例          2,460例

    中止・脱落症例   中止・脱落症例        追跡不明例   6例     追跡不明例    2例
       154例        196例             中止同意例  76例     中止同意例  106例

    試験終了       試験終了             試験終了          試験終了
    674例         626例             2,395例          2,352例

    脱落率  21.2%                      脱落率  3.8%
    (=154+196/828+822)                (=82+108/2477+2460)
```

図 14　症例の推移（再掲）

①のところでくじを引いているので、これは要するに、くじ引きをした直後に除外されているんです。

一方、右の SCOPE 試験は 5,000 人規模の試験ですが、ランダム割付直後にやめた人はほとんどいません。27 例のみです。それと比較して JMIC-B は、2,000 人弱の規模で 1 割の方がすぐにやめています。

この数が、まさに先ほどの図の割付患者数の差に近いんですね（図 13）。

何があったかというとですね。あくまで想像ですが…。
主治医は心筋梗塞の患者さんには ACE 阻害薬を飲んでほしいんですよ、多分。心不全に ACE 阻害薬がいいことをわかっているから。

そうするとですね、心筋梗塞の患者さんで、カルシウム拮抗薬に割り振られた方を強制的にやめさせた、あるいは患者に嫌だといわせたのかもしれませんが、いずれにしても、カルシウム拮抗薬を服用してもらう前にやめさせてますね。

n=315 と n=381 の差の分です。

心筋梗塞既往例でニフェジピンをやめさせて、帳尻を合わせるために、狭心症患者で ACE 阻害薬をやめさせた、といったことじゃないでしょうか。

心筋梗塞で心不全を合併している患者で、ニフェジピンに割り振られた方が重点的にやめさせられている可能性があります。

このようにして、偏りが生じた群間で差がついた、ということじゃないかなと疑われちゃうわけです。

もう一つの可能性は、封筒法の限界です。たとえば、参加医師があらかじめ 6 通の封筒をもらっていて、その中にニフェジピン、ACE 阻害薬が各 3 通ずつあり、そのことを主治医が知っていたとしたら…。

少なくとも最後の 6 通目は、封を切って中を見る前にどちらが入っているかわかってしまいますね。極端な例だと、最初の 3 通が全部 ACE 阻害薬だったら、残りの 3 通はすべてニフェジピンだと 4 通目を開ける前からわかってしまいます。事前にどちらに割り付けられるかがわかっていたら…。先ほどの例の硝酸薬の臨床試験（p.72）で生じたことと同じことが起こる可能性があるのではないでしょうか。

> JMIC-B について先生は否定的なようですが、JMIC-B は、BPLTTC（Blood Pressure Lowering Treatment Trialists' Collaboration）によるメタアナリシス（Lancet 2003; 362: 1527-1535.）の解析対象となっているわが国の数少ない臨床試験の一つだと記憶していますが…。

> その通りです。日本の循環器領域で大規模臨床試験を完遂させた草分け的試験であり大変なご苦労をされたと推察いたします。ただ、参加医師のごく一部の方で臨床試験に対する認識に若干欠けるところがあったのかもしれませんね。

8. 要注意の PROBE デザイン

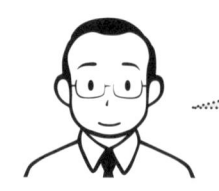

> 先ほどの例の JMIC-B もですが、日本の臨床試験のほとんどは PROBE デザインで行われています。PROBE の特徴や注意点などについてお話します。

1　PROBE とは

PROBE というのを聞いたことがありますか？　何かというと、

- Prospective ➡ 前向き
- Randomized ➡ ランダム化（無作為化）
- Open ➡ オープン
- Blinded Endpoint ➡ 評価を別の人が行う

…これらの英語を略したものです。こういう特徴を持った試験のデザインということになりますが、一番のポイントは「オープン」であるということです。

　治験を除くと、日本の臨床試験の大半は、どの薬を飲んでいるかということを医師も患者もみんなわかったうえでやっています。
　JMIC-Bの例（p.77）でいいますと、カルシウム拮抗薬なのかACE阻害薬かということをランダム割付するためにくじ引きはしますけども、その結果はすぐに患者さんにも知らされます。もちろん、医師も知っています。そのように、どちらに割り付けられたか知っているというオープンな状況下で試験をやっています。

表4　PROBE試験と前向きランダム化二重盲検（DB）試験の比較[19]

	PROBE試験	DB試験
ランダム割付	＋	＋
エンドポイント評価の信頼性	＋	＋
費用	＋	－
研究者、患者のバイアス	－	＋
日常臨床との類似性	＋	－
患者のコンプライアンス（服薬遵守）	＋	－

（＋：利点、－：欠点）

　これは、臨床試験に参加している人全員が善人だという前提なんですね。臨床試験にとっての善人という意味です。少しでも作為を持った人（臨床試験にとっての悪人）が入ってくると、とんでもないことが起こり得ます。ただ、臨床試験にとっての悪人が、臨床では名医ということも十分にあり得るのではありますが…。

　PROBE試験にはそれほど古い歴史はなく、1990年頃に行われ始めてからまだ20年弱に過ぎません。スウェーデンのハンソン氏（惜しくも2002年に前立腺癌で亡くなられました）が考案したとされています。**表4**は氏が報告したもので、PROBE試験と古典的な前向きランダム化二重盲検試験を比較して、その利点と欠点をまとめてあります。
　このPROBEデザインというのは、ランダムに割り付けられ、エンドポイントを正しく評価でき、何より安くできる…。
　さらに、何を飲んでいるかわかっていることこそが医療で、何の薬を飲んでいるかわからない患者は実臨床にはほとんど存在しないわけですから、これは実臨床に近いし、患者も薬をちゃんと飲んでくれる。アドヒーランスがいいんですね。
　このように、いいことがいっぱいあるんですけれども、唯一だめなのが、バイアスがかかる点である…とハンソン氏はいっています。

　たとえば作為的な割付、投薬変更、脱落のほかに、エンドポイントに無理矢理誘導してしまう、あるいは無理矢理エンドポイントにさせない、といったことが場合によってはできてしまうんですね。

2　PROBE試験が陥りやすい欠点

PROBEデザインの臨床試験で何が起きてしまうのか？
エンドポイントの設定の仕方、ちょっとした作為が、大きな問題となっている例を紹介します。

これを明確に示してくれるのは、JIKEI HEART Studyという臨床試験です。
JIKEI HEART Studyは、心筋梗塞の合併の有無、心不全の合併の有無を問わず、高血圧と診断されている方でバルサルタンが心血管イベントを抑えることができるかどうかを調べようとした試験です。
バルサルタン非服用群（非ARB群）では、バルサルタン以外の薬は何を使ってもいいということになっていました。バルサルタンはARBなので、ARBは使っちゃいけないけれども、それ以外の降圧薬は何を使ってもいい。
それで最長3年半、フォローアップした試験です（図15）。

さて、このJIKEI HEART Studyのエンドポイント発生には、問題があります。

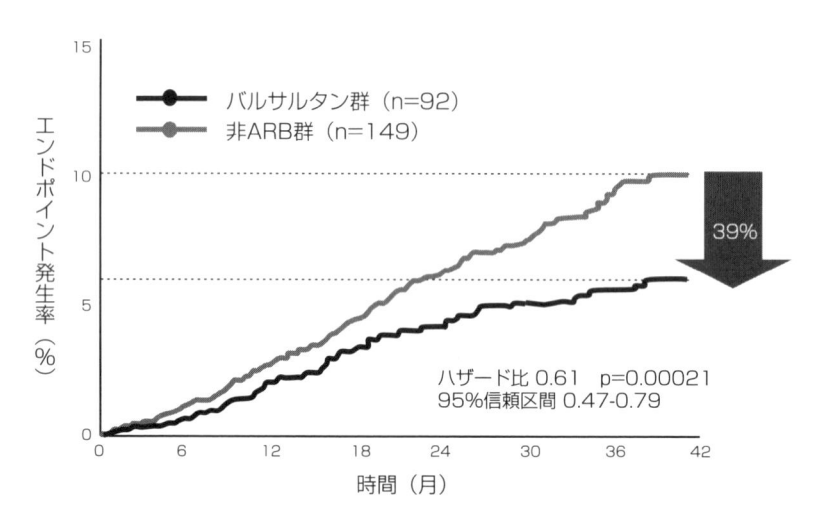

図15　複合一次エンドポイント発生率（JIKEI HEART Study）[20]

この JIKEI HEART の結果については、臨床疫学を専門にしている方を中心に多くの方が限りなく黒に近い灰色だといっています。
　でも、黒だと証明できないというのが臨床試験なんです。
　動物実験は追試ができますから、嘘をつくとばれてその世界から追放されます。2005 年に韓国で ES 細胞を作ったという捏造話がありましたが、あれはもうだめですよね。嘘だってみんなにわかってしまう。
　でも、臨床試験の場合はその証明ができないんですよ。
　黒だとみんなが思っていても、追試できないのでそれを黒と証明できないんですね。しかし…。
　私も、これは限りなく黒に近いと思っています。

　グラフは JIKEI HEART Study の複合一次エンドポイント発生率を示しています（図 15）。さまざまなエンドポイントを複合しているのですが、バルサルタンがそのエンドポイントを 39% 抑えたといっています。

　まず、常識的には、こんなに差がつくはずがないんです。
　もし、日本人でこういう結果が出るのだとしたら、もうとっくに勘のいい医師は気づいていますよ。

　39%といったら、ほぼ 5 人に 2 人です。
　バルサルタンが日本で使われるようになったのが 2001 年、それから 7 年以上経ってます。すでに何百人、何千人と処方した医師もいるでしょう。勘のいい医師なら、きっと気づいているでしょう。「バルサルタンを処方するようになってからなぜか心血管イベントを起こす患者が減ったな」と。

　39% というこれだけの差が、もし真実なら…ね。

エンドポイントに問題はないだろうか

では実際、どうして、この39%という数字が出てきたのか？ 複合エンドポイントである脳心血管イベントについて、一つひとつみてみましょう。

表5 脳心血管イベントの内訳（JIKEI HEART Study）

	バルサルタン服用群	非服用群
脳心血管イベント	92	149
脳卒中/TIA	29	48
総死亡	28	27
狭心症による入院	19	53
心不全による入院	19	36
急性心筋梗塞	17	19
心血管死	9	9
腎機能悪化	7	8
解離性大動脈瘤	2	10

エンドポイント発症の92例と149例。

これは複合エンドポイントです。その内訳が記載されています（表5）。同一患者が2つ以上のイベントを起こすことがあるので合計するとそれぞれ92、149より多くなります。

よーくよく見てみましょう。

「心不全による入院」は、きれいに抑えていますね。17の差がついています。次に、「狭心症による入院」でも、34の差がついています。

ここだけで、51の差がついているわけですが、脳心血管イベント全体の差が57ですから、ほとんど「心不全による入院」と「狭心症による入院」の差だけで、脳心血管イベント全体の差の大半が説明できそうです。

ポイントは、どこでしょうか？

そう、「入院」です。

誰が入院を決めるのかというと、大半は主治医が決めるんですね。入院してもらおうか、外来で様子を見ようか。もちろん、何があっても入院せざるを得ないような重症の方もいらっしゃいますが。

入院してもらったほうがいいのかなあ、しなくても大丈夫かなあ…といった微妙な患者さんがそこそこいたのではないかとも思います。

そういう微妙な患者さんが、バルサルタン群だった場合、入院をしましょうという一声を掛けるのをちょっとためらったのではないか…とかね。

おそらくそういうことだったんじゃないでしょうか？

> ドクターが、患者さんをみて入院の声をためらうなんていうことが本当にあるのですか？

> 本当に入院させなければいけない患者さんに声を掛けないなんてことはありません。
> なんだか調子悪そうにも見えるし、様子見で一晩入院させたほうがいいかな？　でも普通に歩いて帰れそうだし、次の外来でいいかな？というところで、これはほとんど無意識のレベルの判断だと思います。

要するにこの試験では、「心不全による入院」と「狭心症による入院」で大きく差をつけているわけです。

急性心筋梗塞イベントの数字を見てください（表5）。

バルサルタン使用群で17、非使用群で19になっています。さらに心血管死は両群ともに9です。

病態生理と薬効を考えたとき、入院が必要な狭心症（不安定狭心症）は抑えるけれども、急性心筋梗塞は抑えないなんてことは考えにくい。不安定狭心症と急性心筋梗塞は、急性冠症候群という同じ病態だからです。

不安定狭心症を1/3に抑える薬だったら急性心筋梗塞も、それなりに抑えると考えるのが普通です。

不安定狭心症が抑えられるんだったら急性心筋梗塞も減るし、心血管死も減るのではないでしょうか。統計的に有意な差がつく、つかないは別にして。

しかし、狭心症による入院は大きく減っているにも関わらず、急性心筋梗塞発症には差がないというデータになっています。

急性心筋梗塞に差がつかなくて、不安定狭心症だけ差がつくなんてことは普通はない。しかも、60％以上も狭心症による入院が減るなんてことになれば、なおさら、常識から大きくはずれることになる。

だから、これは限りなく黒に近いと。

＜ 先生は「嘘」「黒」のようなかなり激しい表現を使っていますが、製品批判をされたいのでしょうか？

＜ ARBがよい薬と認められているのは、現在の使用実績からしても明白でしょう。私が疑問なのは、実績がある薬を、疑問をもたれそうなエンドポイントを設定してまで発表する必要があったのかということです。
ここで説明したように、PROBE法では、その特性から、入院といった介入行為（ソフトエンドポイント）をエンドポイントに入れないというのが前提です。
製品批判とは全くの逆で、臨床試験のデザイン自体で、製品そのものの信頼が揺らぐ可能性もあるということを知ってもらいたいのです。
たとえば、MRさんが文献を持ってきて一所懸命説明した挙げ句、それはおかしいじゃないかといわれて、信頼をなくしてしまうのはばからしいじゃないですか？

ちょっとした作為から…

かなり厳しいことをいいましたが、おそらく、主治医はそこまで意識してないとも思います。

ここが臨床試験の怖いところなんですよ。

JIKEI HEART Studyに参加した患者さんはおよそ3,000人でした。

1人の医師が100人の患者を登録したとすると、約50人のバルサルタン服用患者と約50人のARB非服用患者を受けもっていたことになります。

この患者さんのうちのたった1～2人を操作すると、こういう結果になりますよ。脳心血管イベントは、対照群で9.7%、バルサルタン群で6.0%しか発症していないんですから。

　要するに、3,000人のうち、約10%しかイベントが起こらない。ということは、受けもった患者が100人だとしたら、イベントを起こすのは10人程度です。その患者のうちの1～2人の入院を操作するだけで、このような差が出ちゃうということですよ。100人の患者のうちの1～2人といったら、おそらく、これは無意識です。

　バルサルタンを販売しているメーカーに資金援助をしてもらって研究費が出ているのではないかという思いが頭の片隅にほんの少しあったとしても、「私はそんなことには左右されずに、ちゃんとやってるんだ」という思いに違いはないのですが…。

　いや本当に、そんなちょっとした差なんです。それでも、結果としてこれほどに差がついてしまうということですね。

　臨床試験は、恐ろしいですね。

　癌の臨床試験では死亡という「ハードエンドポイント」を評価するので、こういうことにはなりません。

👨‍🦱＜　どうしてそんなちょっとしたことが、大きな差になってしまうのですか？

👨‍🦳＜　理由の一つは、ほとんどの患者さんがイベントを起こさないからです。イベントを起こす方がごく少数なので、こういうことが起こり得るということですね。

誤解のないように申し添えておきますが、作為というものは全員に起こるものではありません。

　実際に臨床試験を行う側の立場からいえば、大規模臨床試験を完遂させるということ自体が大変な苦労の連続であり、大きな成果であることは間違いありません。

　ただ、参加医師のごく一部の方で、臨床試験に対する認識が若干欠けていたりすると、無意識のうちにそれが作為の発露につながってしまうことがあるのではないかと強く感じています。

　私がいいたいのは、参加医師一人ひとりの正しい理解が、日本の臨床試験の質の向上に直結するということです。

3　PROBE試験を成功させるために

　さて、PROBE試験の批判ばかりしていても建設的ではありませんね。

　PROBEの問題点を指摘したreview articleで、日本と海外を比較すると、日本のPROBE試験で圧倒的にポジティブデータが多いということを報告しました（興梠、山崎）[21]。一次エンドポイントで有意差をつけて勝った試験が、海外では30％に満たないのに、日本では75％に達しています。そういったことも踏まえて…日本でPROBEで行われた臨床試験を成功させるための手だてについて考えてみたいと思います。

　ここで、もう一度、先ほど紹介した試験の主要エンドポイントの表を見てみましょう（**表5**・再掲）。

　ここに示されているエンドポイントは2つのタイプに分けることができます。

　ハードエンドポイントとソフトエンドポイントです。

　ハードエンドポイントとは、死亡、心筋梗塞発症というように基準が明確に決まっていて、誰が判断しても同じ結果が得られるものをいいます。

　ソフトエンドポイントとは、心不全悪化による入院、冠状動脈バイパス手術施

表5 脳心血管イベントの内訳（JIKEI HEART Study）（再掲）

	バルサルタン服用群	非服用群
脳心血管イベント	92	149
脳卒中/TIA	29	48
総死亡	28	27
狭心症による入院	19	53
心不全による入院	19	36
急性心筋梗塞	17	19
心血管死	9	9
腎機能悪化	7	8
解離性大動脈瘤	2	10

行といった、医療従事者、患者の意思によって結果が変わる可能性のあるものをいいます。

　ここでは、ソフト（soft）が主観的、推論的という意味で使われ、ハード（hard）はその反対の、客観的、信頼性の高い、という意味で使われています。

　表5の例では、脳卒中や急性心筋梗塞、解離性大動脈瘤がハードエンドポイント、心不全による入院や狭心症による入院とおそらくTIA（一過性脳虚血発作）がソフトエンドポイントってことになりますね。

　さて、日本でPROBEデザインの臨床試験を成功させるためにはどうすればよいか？

　まずは、なるべくソフトエンドポイントを一次エンドポイントの中に加えないことです。
　次に、ハードエンドポイントのみ、ソフトエンドポイントのみの解析も行うこと、そして両者の傾向が一致するのを確認することです。

　ソフトエンドポイントと類似した別のエンドポイントでの解析を行って両者を比較するのもよいでしょう。たとえば、不整脈による入院というソフトエンドポイントと患者QOLというエンドポイントを同一試験内で比較するということ

は、実際の試験でも行われています。

　理想をいえば、ハードエンドポイントと比較するのがよいでしょう。ソフトポイントと臨床的に関連する別のハードエンドポイントの傾向が一致すれば、ソフトエンドポイントであってもその結果の信頼性が高まると思います。

　そして、ソフトエンドポイントをハードエンドポイントに近づける工夫を行うこと。この試験の場合ですと、心不全による入院のうち、たとえば血中 BNP* 濃度が 200pg/mL を超えた症例のみをエンドポイントとして採用する、というようなことができますね（200 を超えないと入院させてはいけない、ということではなく、あくまでも試験の中でのエンドポイントの設定ということになります）。

　こういったことを地道に実践していくことが、日本で PROBE デザインの臨床試験を成功させることにつながるのではないかと考えています。

BNP
brain natriuretic peptide（脳性ナトリウム利尿ペプチド）の略。心不全の予後評価などに用いられる、主に心室から分泌されるホルモン。

コラム　臨床試験は追試できない

> …統計手法の誤りは論文から読み取ることができるが、適切にデータ管理されたかどうかを論文から読み取ることはできない。やっかいなことに、"汚い"データはそれを"きれい"にしてみないと"汚い"ことはわからず、かつデータを"きれい"にするにはそのための知識・技術が必要であるため、論理的必然として「知らぬが仏」になる。さらにやっかいなことに、データを"きれい"にすると、有効性のデータは悪くなり、毒性は増えることが経験的に知られており、"汚い"データのまま解析すると有効性を過大評価し毒性を過小評価する傾向がある。…
>
> ―福田治彦 [22]

　福田治彦氏は癌の臨床試験では日本の第一人者ですが、しっかりと管理された間違いの少ない"きれいな"データと、そうでない"汚い"データについてこのようなことを書いてます。

　要はですね、"汚い"データほど結果が"きれい"になるということですね。そしてデータを"きれい"にしようとすればするほど、差がなくなってしまうと。

　臨床試験の結果というのは追試で確認できません。

　だから、結果がこうなんだといってしまえば、誰も反論できず「おっしゃる通り」ってことになってしまうわけです。海外の学会ではよく堂々と他人の臨床試験の批判をする風景に出会いますが、日本ではほとんど見かけません。仲間内をかばうという国民性でしょうか。

　欧米諸国には臨床試験データの品質を向上させるために、データ管理を専門とするデータマネジャーという職業の人がいて看護師、薬剤師、検査技師といった資格を持っている方々が中心になって活躍していますが、日本ではまだまだその浸透が不十分かなとも思います。

第4章 臨床試験をみる さまざまな視点

医学統計ライブスタイル

1. 統計的有意差と臨床的有意差

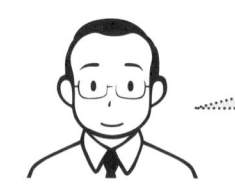

統計的有意や臨床的有意という言葉を聞いたことがあるかもしれませんね。統計的に有意なデータを、臨床的にはどう考えるか？

1 NNT から何がわかるか

　MEGA Study という、日本の大規模臨床試験として Lancet に発表されたスタチンの一次予防試験のデータを見てみましょう（図1）。

　ここで、注目したいのが、NNT（number needed to treat）です。生存曲線の話のときに少しふれましたね（第2章　p.20）。
　このNNTという指標をよく見かけると思うのですが、図1では、「NNT＝119」と書いてあります。追跡期間は6年になっていますね。

　このNNTの数値は、どういうことを示しているかわかりますか？
　これは、6年間にわたってプラバスタチンを119人の方に服用していただくと、服用しない場合と比較して、そのうちの1人を余分に心筋梗塞から救えますよという意味です。
　プラバスタチンの1日薬価は190円（15mg、2008年4月改定）です。
　6年間で119人の方に服用していただくとなると、約4,951万円かかる計算ですね。これは、初診料とか再診料とか検査料とかを含まない、薬の値段だけですが、4,900万円以上かけて、1人の患者さんを救う治療法ということです。
　NNTが臨床的に有用な理由の一つは、こういった計算ができることです。

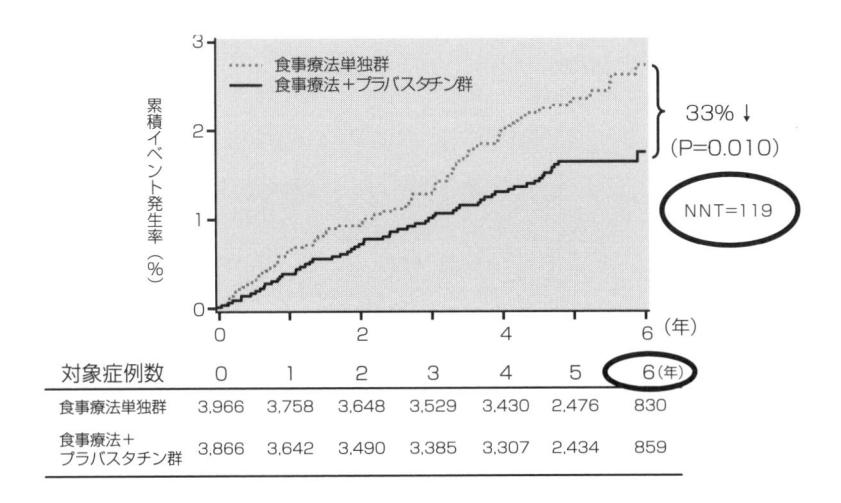

図1　一次エンドポイント：冠動脈疾患発症（MEGA Study）[1)]

　ここで、この治療法は効率がいいかどうかという議論が必要になってくると思います。

　個人的には、ちょっと費用がかかり過ぎかなと思いますが…。

　NNTは絶対リスク減少率の逆数ですので、数字が大きければ、絶対的なリスク差が小さいということになります。

> 絶対リスク減少率というのはなんですか？

> 対照群イベントの発生率から治療群イベントの発生率を引いたものです。たとえば、ある治療の死亡率が10％、新しい治療の死亡率が6％だとすると、絶対リスク減少率は、10 − 6 ＝ 4％ということになります。

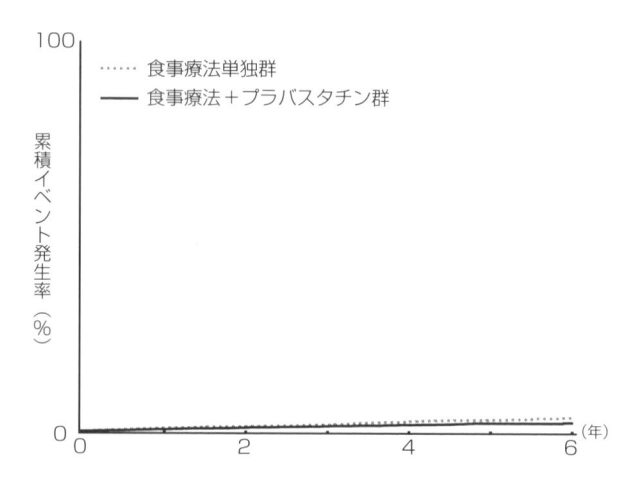

図2　縦軸の上限を100%に変えると…

　ところで、論文では前ページのようなグラフ（図1）が出ていますが、縦軸の累積イベント発生率の上限が3%になっているのにお気づきでしょうか？
　これを、より正確に100%の基準で書き直すと、図2のようになります。

100%だとこうなりますよね。
　つまり、本当は両治療の差は小さいということなんです。NNTが119ということは、絶対リスク減少率が1%弱しかないということですよ。

> すみません。計算が苦手で…。NNTが119で絶対リスク減少率が1%弱しかないとか、ついていけてないのですが…。

> NNTというのは絶対リスク減少率の逆数のことです。逆数ですから、1をNNTで割れば、絶対リスク減少率になりますね。NNTが100なら、1/100 = 1%です。100で割って1%ですから、100より大きい数で割れば、1%より小さくなりますよね。ちなみに、119の場合、絶対リスク減少率は1/119 = 0.84%くらいになります。

縦軸の上限が3%のグラフ（図1）は、差が大きく見えるように拡大しただけですね。
　もちろん統計上は間違いなく有意なんです。だけど、臨床的にこれが意味があるかどうかというのは、NNTや100%表示のグラフ（図2）を見て臨床家が判断することでしょう。図1のグラフを見て決めるんではなくて…ね。

　私は、100%表示のグラフを見て判断するべきだと思います。
　でも、論文には差がくっきりと見えるおしゃれなグラフばかり出てきます。その差が実際はどういう差なのかを、見極める必要はありますね。

　別のスタチン製剤ロスバスタチンを使った臨床試験で、臨床的にも有意ではないかと思われる結果を出したJUPITERという臨床試験を紹介しておきます（図3）。
　JUPITERは2008年にNew England Journal of Medicineに掲載されましたが、プラセボ対照でほぼすべてのエンドポイント、さらにはサブグループ解析で統計的有意差が出た10年に一度あるかないかの完勝試験です。

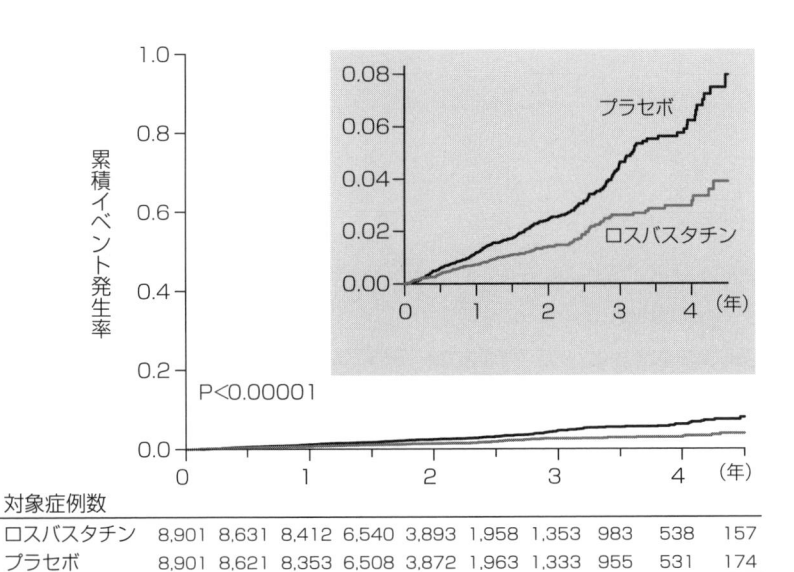

対象症例数									
ロスバスタチン	8,901	8,631	8,412	6,540	3,893	1,958	1,353	983	538	157
プラセボ	8,901	8,621	8,353	6,508	3,872	1,963	1,333	955	531	174

図3　一次エンドポイント：主要心血管イベント発症（JUPITER試験）[2]

図3を見ると、縦軸上限が1（100％）のグラフも掲載されていて、先ほどのMEGA Studyの例（図1）より正確な表示がされているといえますね。
　5年間の推定NNTは25と報告されています。
　ロスバスタチンの1日薬価は約320円（欧米人に対する20mgと日本人への10mgが同様の脂質改善効果を示すことがわかっているので10mgで計算、2008年4月改定）。NNTは25ですから、NNT＝119のときと同じような計算をしてみてください。

　25人に5年間服用してもらい約1,460万円かけると、服用しない場合と比べて1人の患者さんを余分に救うことができる治療法であることがわかりますね。この金額が臨床的に有意かどうかの判断は、皆さんに委ねることにします。

2 「作られる」統計的有意差

　このように、統計的に有意ということと臨床的に有意ということは同一ではありません。
　先ほど例に出した2つのデータ（MEGA Study、JUPITER）はいずれも統計的には有意です。では、臨床的に有意かどうか？　これをどう考えるか？

　たとえば、平均0.5cm身長を伸ばす小人症に対する治療薬があったとしたら、これを臨床医が使うかどうか？

　多分使わないんじゃないかな？
　0.5cmぐらいだったら関係ないもんね…と思いませんか？　140cmが140.5cmになってもほとんど変わらないじゃないかと。でも、10cm伸ばすというんだったら使うかもしれませんね。
　そんな話なのかなと思います。

　統計的有意差っていうのはいくらでも出せます。少しでも効果があれば。
　一方、臨床的有意差というのは、いくら症例数を増やそうが何しようが変わり

ません。これは、その薬の持っているパワーそのものですから。

　東京医科歯科大学名誉教授の佐久間昭先生が、以前こんなことをおっしゃっていました。

統計的有意差＝薬の力×会社の努力

　統計的有意差というものは、薬が持っている本来の力と会社の努力を掛け合わせた結果なのであると…。
　これは概ね次のようなことではないかと思います。

　統計的有意な結果（p<0.05）が出たときに、NNTがある程度小さければ患者さんに有益なのは間違いないでしょうが、対象者の数を増やすことでpを0.05未満に下げているような試験の結果は、臨床上有意かどうかわからない。
　とにかく有意差というものは、薬の力もさることながら（もちろん薬の力の差がゼロであれば有意差はつかないけれども）、会社が大量のお金をつぎ込んで対象患者数を増やせば増やすほど、統計的な差は出やすくなるものなんだと。そんな話ですね。
　佐久間先生がおっしゃる「会社の努力」というのは、そういうことではないかと思うわけです。どうでしょうか？
　会社の努力の主たるものは、お金ですよね。きっと。
　精神的に汗をかけなんてことでは多分ないんですよね。

　ここで大事なことは、とにかく統計的有意差というものは作れる、ということです。薬の力に差があればですよ。差がゼロだったら無理ですけど、試験に参加する患者の数を増やすことで統計的有意差は作れるんですよ、という話です。

　大規模臨床試験というのは、規模を大きくしなければ統計的有意を証明できないようなごく小さな差を、「会社の努力」で大量のお金をつぎ込んで多数の患者さんに参加してもらってやっと証明できた試験に過ぎない、という考え方もできますね。

2. スポンサー主導で結果がよくなる？

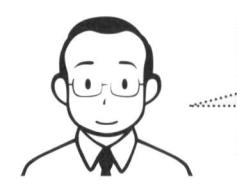

統計的有意差は作ることができる…そして臨床試験は企業が関わる以上、何らかのバイアスが生じることは前提として考えておく必要があります。

　これは、試験治療が標準治療よりもよい結果を示した試験の割合を、グラフ化したものです（図4）。

　結論からいうと、スポンサーがちゃんと指導している、特に金銭的にサポートしているといい結果が出やすいということです。スポンサーなしという臨床試験や、公費のみでやっているような試験に比べて、スポンサーがサポートしている試験のほうが、そしてそのサポート度合いが大きいほうが、そのスポンサー側の薬がいいという結果を出す割合が高くなっています。

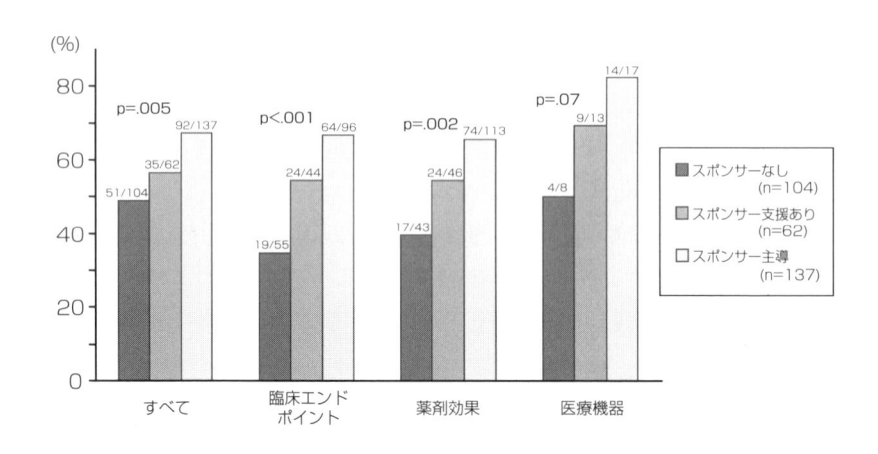

図4　試験治療が標準治療よりもよい結果を示した試験の割合[3]

講義の冒頭で、臨床試験というのは、AかBかどちらがよいかわからない試験をやるんだといいました。
　しかしながら、スポンサー主導の場合は、スポンサー側の薬に若干有利なように試験デザインが組まれていることが多いのではないかとも思います。
　冷静に見れば「あー少しAに有利だなあ」と思われるけれども「これぐらいだったら倫理的に許されるだろう」といった、そういう微妙なところに設定された臨床試験が多いということでしょう。
　そんなことではないかと思います。

　PROBE試験で作為的に誘導されたエンドポイントで差が出やすいとかいったものではなくて、作為的なことをしなくても、スポンサーが主導しているとよい結果が出やすくなるということが、一般的にいわれています。

< スポンサー主導のほうがよい結果が出るということは、これも、「会社の努力」によるということになりますか？

< そういうことだと思いますが、単にお金をたくさん出すといった話ではなさそうです。
明らかにAが勝ちそうな試験デザインだと、その試験を行うことは倫理的に認められないでしょうが、6：4くらいで勝ちそうといった程度なら許されるだろうというような、さじかげんのうまさが一つの理由でしょう。

　こういったスポンサー主導の臨床試験の問題もあって、2004年にICMJE*が声明を出しました。メーカーに都合の悪い結果を隠したり、後付解析でメーカーの意向に沿ったような結果ばかり出していたら、信用できないというわけです。
　ICMJEの声明の内容は、これから行う臨床試験のデザインについて、前もって公的データベースに登録して公開しなさいということでした。

医学雑誌編集者国際委員会（International Committee of Medical Journal Editors：ICMJE）
JAMA、Lancet、New England Journal of Medicine など世界の主要な医学雑誌の編集者の集まり。雑誌に投稿される原稿の形式についてのガイドラインの作成のほか、出版倫理や臨床研究登録などの関連範囲も扱っている。

その登録内容は、下にまとめたとおりです。

ICMJE は、被験者募集のときにこれらの内容を公表しないと、その試験結果を ICMJE に加盟している雑誌には採択しない、と宣言したわけです。

- ・被験者数
- ・治療方法
- ・解析方法
- ・比較方法
- ・仮説
- ・一次エンドポイント、二次エンドポイントの定義
- ・参加資格
- ・財源
- ・試験医師の研究費援助など

この声明が発表された翌年の 2005 年以降は、臨床試験は前もってデザインをすべて公表しているはずです。前もって設定されたエンドポイントについては必ず解析しましょう、ということになっているので、スポンサーによるバイアスがかかりにくくなってきてはいます。

ただ、これまで見てきたとおり、後付解析みたいなものは、いくらでもできます。

ちなみに、二次エンドポイントは 10 〜 20 ぐらい設定するのが一般的なようで、最初の論文で全部発表するのはほぼ不可能です。ボリュームが多すぎて、10 ページ程度の論文では発表しきれません。

一次エンドポイントを発表しないということはあり得ませんが、二次エンドポイントが 10 個設定されていても、そのうちの 5 個だけ最初の論文で発表するという感じでしょうか？

残りの二次エンドポイントについては、後から出る論文で順次発表していくのが一般的です。ただ、いつ発表されたかわからない、というようにいつの間にか忘れ去られていくような二次エンドポイントがいっぱいあるのではないかと危惧しています。

3. メタアナリシス

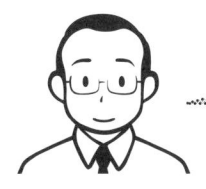

最後に、メタアナリシスについてお話しします。メタアナリシスはエビデンスレベルが高く利点も多いのですが、限界もあります。

1　メタアナリシスとは何か

　メタアナリシス（meta-analysis）ってこんなイメージのものです（図5）。
　左側にいろいろな模様で大きさもまちまちな円が並んでいますね。このように、いろいろなデザインで規模も違う臨床試験がいっぱいあります。
　こういった過去に独立して行われたさまざまな臨床試験のデータを統合します。真ん中の大きな円の状態ですね。
　データを統合することで、一つひとつの試験ではみえなかった小さな差もわかるようになります。これは、メタアナリシスの最大の利点でしょう。

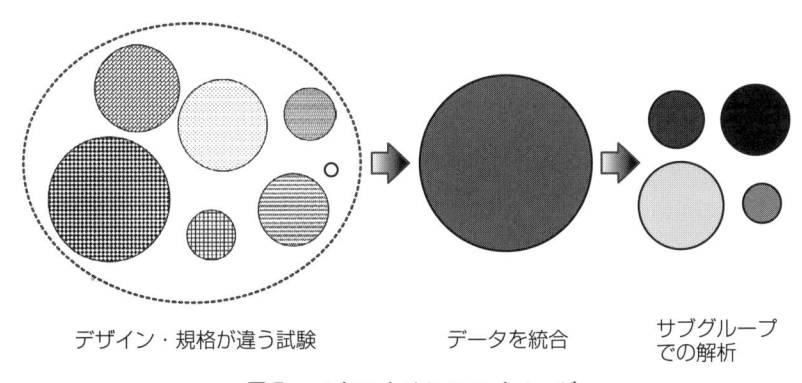

デザイン・規格が違う試験　　　データを統合　　　サブグループでの解析

図5　メタアナリシスのイメージ

表1　エビデンスレベルの分類[4]

エビデンスの レベル	内　容
Ⅰa	複数のランダム化比較試験の**メタアナリシス（メタ分析）** 〜ランダム化比較試験の結果が一様
Ⅰb	1つのランダム化比較試験
Ⅱa	よくデザインされた比較研究（非ランダム化）
Ⅱb	よくデザインされた準実験的研究
Ⅲ	よくデザインされた非実験的記述研究（比較・相関・症例研究）
Ⅳ	専門家の報告・意見・経験

　さらに、そのまとめた結果から、さまざまなサブグループでの解析を行うこともできます。これが、右側の円のグループです。

　たとえば、男性ではどうかとか、糖尿病合併の患者さんではどうかというようなサブグループ解析ができるというのも、メタアナリシスの利点の一つです。

　いずれにしても、メタアナリシスは、エビデンスレベルが最も高いといわれています（表1）。

2　メタアナリシスの限界

　エビデンスレベルが最も高いとのお墨付きを得ているメタアナリシスですが、ちょっとあやしいかなと思われる例もあります。

　実際の例ではありませんが、次の図は、メタアナリシスで出てくる典型的なものです（図6）。AとB、2つの解析結果が出ていますね。

　何となく、Aのほうがちょっとあやしい感じがしませんか？

　結果Aと結果B、同じ結果が出ていますが、Aのほうは、取りあげている試験の結果がぶれている。たまたま、丸で囲んだ試験の規模が大きくて、これに引っ

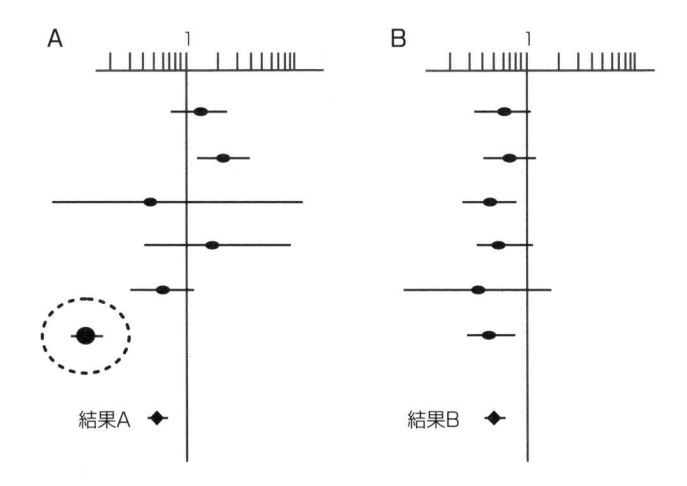

図6 解析結果が同じでも…

張られて全体の平均でいい結果が出ているだけかもしれない。

　一方、Bのほうは、小さな規模の試験が多いけれども、いずれの試験も概ねよい結果が出ていて、まとめると統計的な有意差がついているようです。これを、試験が均一であるとか、試験の同一性が確保されているといういい方をします。
　Bのようなメタアナリシスならいいですね。しかし、Aのようなメタアナリシスは今一歩信用できないのではないでしょうか。

　確かに、メタアナリシスは比較的簡便、経済的で貴重なデータが得られます。しかし、通常のメタアナリシスには、次のような限界があります。

> ①データ、方法論、試験結果の均一性と同質性の点検が必要
> ②過去に実施された臨床試験のデータを収集した、後ろ向きの統合解析であるためバイアス、思惑が入りやすい

　①はすでにお話しました。より重要なのは②です。
　そう、メタアナリシスっていうのは、後ろ向きの解析なんです。要するに、後付の解析。究極の後付解析です。

ここまでこの講義を受けてきた皆さんはおわかりかと思いますが、後付解析というのは、いくらでもよい結果だけを発表できるっていうことですよ。
　後付解析を100通りやって、その結果のうち研究者にとって都合のいいものだけを論文にするということができるわけですね。

　メタアナリシスにも同じことがいえます。
　メタアナリシスというのは、コンピュータを使ってやるだけですから、たとえば個々の臨床試験における症例数と平均値と標準偏差があればできちゃいます。
　生データを使ってやることもできますし、それだとより正確ですけども、それぞれの試験の代表値（症例数、平均値、標準偏差）のみを活用してメタアナリシスを行うことができるんです。
　そうすると、いろんなメタアナリシスができます。

　　　信用できるメタアナリシスかどうかは、どこをみて判断すればよいのでしょうか？

　　　一番わかりやすい基準は、掲載されているのが信頼できる論文雑誌かどうか…でしょうね。そして次にお話する「前向き」のメタアナリシスは最も信用できるものです。

　図7は、メタアナリシスの問題点と、理想のメタアナリシスのあり方をイメージしたものです。

　メタアナリシスは後付が大半ですから、都合のいいメタアナリシスだけ発表されるということがあり得ますね。いろんな臨床試験があっても、たとえば、この試験とこの試験は自分にとって都合がいいので、それらのデータだけを使って解析しようとか…こんなことができちゃいます。
　メタアナリシスを行うにあたっては、ある一定の基準を決めればいいんですから。
　たとえば、1,000例以上の規模の臨床試験だとか、あるいは特定の人種で行われた臨床試験だとか、2002年以降に発表された臨床試験だとかね。

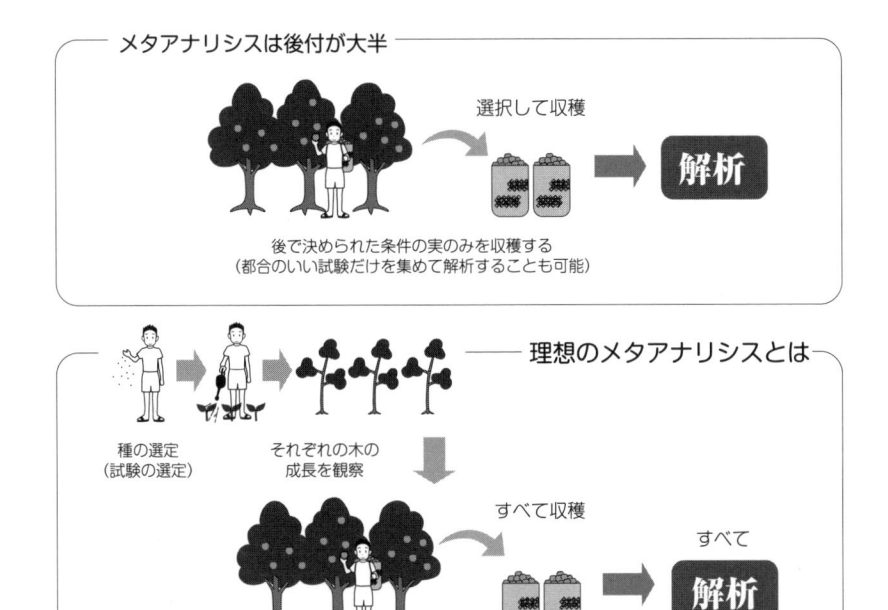

図7　メタアナリシスの問題点と理想形

　自分の主張したい結果に都合のいい試験があればそれを選択し、あるいは都合の悪い試験があったとしたら、それを除くことができるような基準作りができてしまうんです。自分の都合に合ったメタアナリシスが可能です。

　後付のメタアナリシスの場合、降圧薬のものではACE阻害薬がいいとかARBがいいとかカルシウム拮抗薬がいいとか、いろんなメタアナリシスがあってよく論争になりますね。
　後付では、都合のいいメタアナリシスが行われている可能性が否定できないわけです。

> メタアナリシスが発表者に都合のよい基準で行われているかどうかを判断することはできるのでしょうか？
>
> 論文自体から、それを判断するのは難しいと思います。都合のいいメタアナリシスの可能性を払拭するには、次に説明するような、あらかじめ決められた基準が必要なんですね。

　本当のメタアナリシス、理想のメタアナリシスというものを、イメージ化すると、先ほどの図中の下の絵のようになりますね（図7）。

　あらかじめ決められた基準にのっとって、この果樹園に実った果実（臨床試験）はすべて収穫して解析しますよ、というイメージ。個々の試験結果が明らかになる前に、基準を宣言して行うメタアナリシスですね。

　このような「前向き」に行うメタアナリシスが実際にあるんです。

3 これが理想のメタアナリシス

BPLTTC（Blood Pressure Lowering Treatment Trialists' Collaboration）が、メタアナリシスの理想形の一つといえます。

　これは製薬メーカー等は全く関与せず、国際高血圧学会（ISH）と世界保健機関（WHO）が主導でやっているメタアナリシスですが、以下のような条件を備えています。

- 公平、中立（WHO/ISH主導）
- 前向き（採択基準を1998年に公表）
- 生データを使用

　この中で最も重要なのは、採択基準を1998年に公表しているということです。

　要するに、それぞれの臨床試験がまだ論文になる前に、決められた条件にあてはまる臨床試験を今後定期的に統合して解析していきますよ、と宣言しているメタアナリシスというわけです。

表2　BPLTTC の試験採択基準

条件1	降圧薬群とプラセボ群にランダムに割付した試験 または 異なる目標血圧にランダムに割付した試験 または 異なる降圧薬にランダムに割付した試験
条件2	1群につき、最低延べ1,000例以上を追跡した試験
条件3	1995年7月以前に結果が発表されていない試験

表3　BPLTTC 対象試験（26 試験、n=146,838）

ACE阻害薬	17試験 (n=101,626)	AASK ABCD (H) ABCD (N) ALLHAT ANBP2 CAMELOT	CAPPP DIAB-HYCAR EUROPA HOPE JMIC-B PART-2	PEACE PROGRESS SCAT STOP-2 UKPDS-HDS
ARB	9試験 (n=45,212)	CHARM-Added CHARM-Alternative CHARM-Preserved	IDNT LIFE RENAAL	SCOPE Val-HEFT VALUE

ここに、BPLTTC の試験採択基準をまとめておきます（表2）。

このように、ランダム割付試験で、1群につき最低延べ1,000例以上を追跡した試験で、1995年7月以前に結果が発表されていない試験、といった条件に合った臨床試験をすべて集めてメタアナリシスを定期的に行っているわけです。

今までのところ、2000年、2003年、2007年に解析結果が発表されています。

表3は、2007年に発表された BPLTTC メタアナリシスの対象となった臨床試験を列挙したものです。ACE 阻害薬と ARB を比較しています。合計 26 の臨床試験が解析対象になっています。

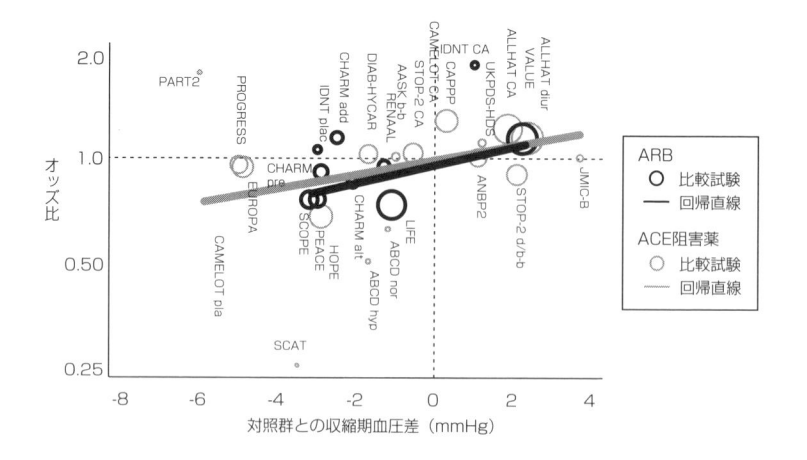

図8　脳卒中イベントのメタ回帰分析（BPLTTC）[5]

図8はその結果を示したもので、この解析方法をメタ回帰分析といいます。ACE阻害薬とARBで、脳卒中イベントがどう変わったのかという結果です。

図中の丸の大きさが、それぞれの臨床試験の規模、すなわち症例数を示しています。丸が大きければ大きいほど規模の大きい試験ということになります。

横軸が、対象群との収縮期血圧の差、ARBもしくはACE阻害薬が対照薬との比較で血圧がどれだけ下がったかの数値になります。

縦軸は、脳卒中イベントのオッズ比を示しています。

そして2本の直線は、それぞれのプロットを最も近似する直線、すなわち回帰直線になります。

これをメタ回帰分析といいますが、計算の詳細は省くとして、この直線を見ると、ARBは血圧を下げればイベント発生率（オッズ比）が下がっています。ACE阻害薬も血圧を下げれば同じようにイベント発生率が下がっていますね。

脳卒中イベント抑制効果に関しては、ACE阻害薬とARBが、同じような効果、降圧に依存した効果を持つということがわかります。

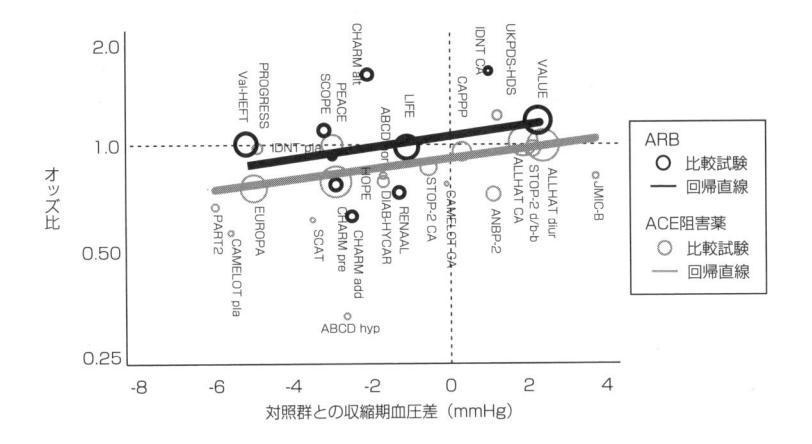

図9 冠動脈疾患イベントのメタ回帰分析（BPLTTC）[5]

　こちらは、冠動脈疾患イベントについてのメタ回帰分析です（図9）。

　要するに、脳卒中イベントと異なり、心筋梗塞を含む冠動脈疾患ではACE阻害薬とARBで明確な差が出ていますね。

　この結果から読み取れることは、ACE阻害薬のほうがよりよい結果が出ているということでしょう。回帰直線が下にきていることから、ACE阻害薬のほうがARBより冠動脈疾患を抑制している、そんな解析結果が出ています。

> このようなメタ回帰分析をみるうえで、注意するべきことはありますか？

> 相関係数をみるときに一般にいわれることですが、やはり、外れ値が含まれてないかどうかに注意すべきでしょう。BPLTTCでは大きく外れているデータはみられませんが、1つの外れ値で結果が大きく変わることもあり得ます。

　数あるメタアナリシスの中でも、このBPLTTCは最も信頼性の高いメタアナリシスであることは間違いありません。

4. おわりに
論文吟味のための心構え

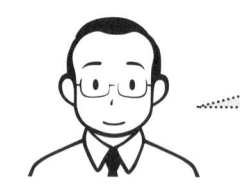

> この講義も、ここで最後になります。いろいろと話してきましたが、皆さんに伝えたかったのは、ざっとこんな心構えについてです。

1　不完全なデータを扱わざるを得ない臨床試験

臨床試験そのものは、データが一部抜け落ちるということが前提で行われている。不完全なデータを扱わざるを得ないため、特殊な解析方法が使われています。

2　一次 ＞ 二次 ＞ ・・・＞ 後付解析

一次エンドポイントが最も大事だということ。

二次エンドポイントや後付のエンドポイントはあくまで「おまけ」に過ぎないということ。

3　複合エンドポイントは個々で確認

臨床試験は通常、複合エンドポイントで行われるけれども、たとえば、それが心筋梗塞または脳梗塞を抑制したとあるとき、実際にはどっちを抑制したのか、あるいは両方抑制したのかというのをみなくてはならないこと。

4　サブグループ解析をみたら反対のサブグループも考えよう

さまざまなサブグループで解析をした結果で、たとえば、コレステロールが高い人のサブグループ解析結果をみたら、逆にコレステロールが低い人はどうなのか、と対になるサブグループを考える視点を持つこと。

5　"できすぎ試験"には要注意

あまりにも結果がよすぎる試験については、なんらかの偏りがないかなど、落ち着いて対応しましょうということ。

6　PROBE試験の問題：処置のエンドポイントのごまかしを見抜こう

PROBE デザインの試験については、入院のような主観的な介入行為がエンドポイントになっていないかをチェックする視点を持つこと。入院以外でも、冠動脈バイパス手術施行なんていうのも処置のエンドポイントで、ごまかしが起こり得るので、注意しなくてはなりません。

7　臨床効果は絶対リスクで考えよう

相対リスクで効果をみることが多いのですが、NNT につながる絶対リスクで考える姿勢も重要です。

8　公表バイアスがあることを認識しよう

臨床試験の多くは、そのほとんどが製薬メーカーのサポートを得てやっています。メーカーは株式会社ですから株主責任があります。自分の会社に不利益な結果となる可能性が高い臨床試験をサポートをすることはあり得ないと思っておいたほうが無難です。

9　原則として後付解析となるメタアナリシス

後付のメタアナリシスにも注意しなくてはなりません。

こういったことが臨床試験をみる、つまり吟味する際の心構えであり、原則になります。このようなことを知ったうえで、あらためて臨床試験をみると、また違った見方ができるようになるはずです。

もちろん、臨床試験をデザインしたり、論文を書くような立場の方にとっても、この講義が臨床試験の実施や解析の一助になったならば、このうえない喜びです。

第5章 講義のあとに…

医学統計ライブスタイル

1. 論文吟味Q＆A

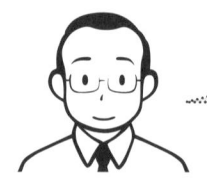

> 今日はご静聴ありがとうございました。まだ少し時間が残っているようなので、いくつか質問を受け付けたいと思いますが、どなたか…。

Q1
それでは、私から最初に…。臨床医をしている者です。
いろいろと論文を読む際のポイントを教えていただきましたが、実際に論文をみた場合に、まずとっかかりとして、最初にみるべきところはどこでしょうか？

A1
やはり、一次エンドポイントでしょうね。
New England Journal of Medicine や Lancet クラスになれば、一次エンドポイントの図表が一番大きく書かれています。おまけのエンドポイントについては、カプラン・マイヤー曲線の図が表示されていなかったり、あったとしても小さく扱われ、図そのものも小さくなっています。
最終的には、全部みるのが大事なことはいうまでもありませんが。

Q2
MRをしています。今日のお話ではデータにおかしな点があるということでしたが、一次エンドポイントの数字のおかしさとか、おかしなやり方を判断するにはどうすればいいのでしょうか？

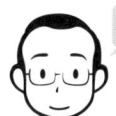

A2

おかしなやり方というのは、データをごまかしているということでしょうか？　今回の講義でわかっていただきたいのがこの点ではあります。

ただ現実には、論文を読んだだけではなかなかわからないことも多いと思います。それは仕方がない。専門家がよくよく見ないとわからないものもあります。

一番単純な判断基準として、やはり論文掲載誌の格があるかと思います。New England Journal of Medicine や Lancet など著名な雑誌はレビュー（査読）段階できちんとスクリーニングをかけていますので、おかしな試験は出てこないはずです。

今回お話した、論文を読む際の心構えを意識して、まずは読むことから…ということでしょうか。

Q3

ARB メーカーの者です。

BPLTTC で、冠動脈疾患予防については ACE 阻害薬についてはかなりよいけど、ARB については＋αの効果がないというお話がありました。BPLTTC についての先生の率直なご評価を伺えればと思いますが…？

A3

2008 年現在、日本で使われている ARB はロサルタン、カンデサルタン、バルサルタン、テルミサルタン、オルメサルタン、イルベサルタンの 6 種。一方、ACE 阻害薬は日本で 20 種近く認可されていて、エナラプリル、イミダプリル、ペリンドプリルが代表的ですね。

さて、ACE 阻害薬と ARB をヘッド・トゥー・ヘッド（head to head）で比較した試験というのは、カプトプリルとロサルタンを比較した試験、OPTIMAAL と ELITE Ⅰ、Ⅱくらいでしたが、

2008年にラミプリルとテルミサルタンを比較したONTARGETが報告されました。いずれも、冠動脈疾患発症予防については、どちらかというとACE阻害薬が勝った試験です。

ACE阻害薬とARBとの直接対決は、それだけなんですよね。

ただ、ELITE Ⅰ、Ⅱ、OPTIMAALに関しては、ロサルタンの50mgとカプトプリルの150mgで競わせていますが、両者の降圧力を比較したら、カプトプリル150mgのほうが当然強いですよね。言ってみれば、LDLコレステロールを40%低下させるストロングスタチン（アトルバスタチン、ピタバスタチン、ロスバスタチン）と20%しか下げないレギュラースタチン（プラバスタチン、シンバスタチン、フルバスタチン）を競争させたようなものですよ。これはARBが負けても仕方がなかったのかなと思っていたりします。もしロサルタン100mgとカプトプリル150mgで行っていたら、結果は違ったものになっていたかもしれません。

それから、ACE阻害薬は20年以上前に使われ始めましたから、1980年代後半から90年代に、ACE阻害薬はプラセボ比較で試験をやっていますね。心不全も、心筋梗塞も。

プラセボ比較ということは、対戦相手が弱いわけですよね。だから、ACE阻害薬が勝った試験がいっぱいあります。

ARBが出てきた90年代半ばには、既にACE阻害薬が広く使われていたので、ACE阻害薬を使っているうえに上乗せするようなデザインでかつ比較対照が実薬だったりするような試験が圧倒的に多くなりました。

そのため、メタアナリシスとして統合してしまうと、ARBのほうが少し目立たなくなってしまうといったことはあるとは思います。だからARBの試験であまりよい結果が得られないのかなと。

しかし、最近になってもACE阻害薬はきちんとポジティブデータを出し続けていて、やっぱりACE阻害薬がARBより格上なのかなとも思います。たとえば、ASCOT、ADVANCE、HYVET、ACCOMPLISHなどです。"エビデンスのACE阻害薬、忍容性のよいARB"といったところでしょうか。

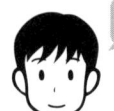

Q4 アカデミア主導型のエビデンスと企業主導型のエビデンスという言葉を聞いたことがあるのですが、そういった定義はあるのでしょうか？

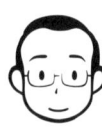

A4 きちんとした定義はないと思いますよ。

アカデミア…ね。たとえば、高血圧学会とか？ 高血圧学会のハンコが押してある（後援している）エビデンスは、アカデミアということでしょうか。でも、そういった研究でも製薬メーカーの助成で成り立っているのがほとんどでしょうから、結局おんなじことになりますね（笑）。NIH（米国国立衛生研究所）主導の試験も製薬メーカーの助成金で行われているようですし。

ただ、循環器学会や高血圧学会がハンコを押すのは、一企業だけの利益につながらないある程度公平と判断できる試験に限っていますので、これが「アカデミア主導」ということなのでしょう。

厚生科研（厚生労働省科学研究費）が一部サポートしているかもしれませんが、実際問題として、公的資金のみでやれる試験というのは限られています。結局、こういうエビデンスというのは、売れている薬のものしか出てこないでしょう？

それは、大量のお金を集めることができるのはそういうところしかないからで、これは日本だけの話ではなくて、世界中どこでもそうだと思います。

・・・・・・・・・・・・・・・・・・・・・・・・・・・・・・・・・・・・・

Q5 一般の者です。

統計学者同士で言っていることが異なっているような場合、それを判定する立場や機関、ルールなどはあるのでしょうか？

A 5

ないと思います。統計でインチキをしたわけではなく、実際に有意差のある数字を出したのであれば、見方の問題になるわけです。

どっちがより実態を反映している解析方法か、臨床の現場でそれぞれの立場で臨床家が判断することになるのだと思います。

・・・

Q 6

「非劣性が証明された」という論文を読んだことがありますが、どういうことか今ひとつよくわかりません…。

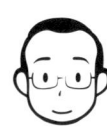

A 6

非劣性は、負けないということを証明したということですね。

非劣性試験で生存時間解析のログランク検定を行う場合、あらかじめ試験薬に10％程度"下駄"をはかせることをします。事前に、10％くらいの差はあってもかまわないというしばりで行います。

優性と非劣性のどっちが証明しやすいかといったら、非劣性のほうが証明しやすいですね。優性は多少なりとも勝てる薬でないと証明できないはずですが、非劣性は勝つ実力のない薬でも症例数を増やすことで達成することができますから。

非劣性のイメージとしては、棒高跳びのハードルを、少し低くしてあげるような感じかな。2m跳ばなきゃいけないところを、1.8mまで跳んでいればOKとする…みたいな。

だから、優性を証明できなかったので非劣性を証明した、というやり方は、普通はしません。もともと優性の2mのハードルをつけているのに、2m跳べなかったからといって、じゃあ1.8mは跳べたかどうかというのを写真判定で後から調べるのは、ちょっとインチキっぽいかなぁという気が、個人的にはします。

逆は、普通にやっていいとされています。非劣性が証明された試験で、実はもっと高いところまで跳べていたのか、すなわち優性があるかどうかを探索するのはかまわないのではないかと思います。

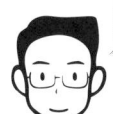

Q7

ARBメーカーのMRをしています。

ドクターに非劣性が証明されたという文献を提供することが多いのですが、それについて先生のご意見を伺えますか?

A7

ARBというのは副作用が少ないわけですね。

そこで、ACE阻害薬と比較しようとするなら、べつに勝たなくてもいいわけですよ。非劣性であれば、別の効果(副作用が少ないという付加価値)があるわけだから、よりよい薬だという言い方をしていいわけです。

本来の効果以外でよい部分を持っているのであれば、非劣性を証明しましたというのは、臨床家の視点からみても全く問題ないと思います。

Q8

臨床医です。

臨床的な効果と統計的な有意差との違いについて質問します。

臨床家はふつう統計的な有意差をみて、臨床的な効果を期待するのではないかと思います。

先生のお話では、統計的な有意差は作れてしまうということなので、それでは統計的有意差に基づくエビデンスそのものがEBMの根拠にならなくなってしまうのではないかと心配してしまうのですが…。

A8

客観的な指標ではありますが、症例数を増やすことで、ほんの小さな差しかなくても統計的有意差を作ることができるとお話しました。ただ、全く差がなければ、いくら症例数を増やしても統計的有意差を作ることはできません。

一方、臨床的な差というものは、個々の人がそのデータをみてどう理解するかなんです。

　講義では MEGA Study の NNT の数値に注目してお話しましたが（第4章　p.96）、NNT119 という数字を見て、ある臨床家がこれは臨床的に大事なんだと判断して、目の前の患者にプラバスタチンを投薬しようと考えるのも、EBM です。

　また、絶対差が 1％もないわけだから、別の薬、たとえばアスピリンを飲んでもらったほうがコストパフォーマンスがいいんじゃないかと判断するのも EBM でしょう。

　要するに、統計的有意差ではなく臨床的有意差に基づくエビデンスを活用するのが、EBM の本道ではないかと思います。

MEGA Study の NNT119 は、4,900 万円以上かけて、一人の患者さんを助ける治療法ということだったかと思いますが、私個人も、コストパフォーマンスがよいとは思えませんでした。まぁ、患者さんの経済状況にもよるかもしれませんが…。

　はい。臨床的な差というのは、それを使う人が判断するわけです。これはもう、個々の医師の考え方、それから患者さんの考え方になります。

　EBM というものは、まさにエビデンスを元にした医療です。個々の医師の治療環境、患者さんの思い入れ、相互の信頼関係といったものを全部合わせて医療というものが成り立ちますが、その中でやることでしたら、いろいろなやり方があり得ますし、そのどれもが間違いではないと思います。

　たとえば、経済的に裕福な患者さんの場合は、NNT119 のエビデンスを活用しようという話になるかもしれません。

Q9
先生にとって、EBMとはどういうものでしょう？

A9
　EBMなんておしゃれな名前が出てきて、臨床試験というものが、金科玉条のごとくに扱われるようになってしまった気もします。

　これまでの実臨床での疑問に答えるために臨床試験が行われましたと…。

　その結果、ほとんど差がないようなものを右から見て、左から見て、自分に都合のいいようなことばかり発表しているっていうのが、現状の見方の一つだとは思います。

　今日は批判ばかりしてきたわけですが、ほんの10年くらい前までは、日本では、たとえば生活習慣病領域の臨床試験なんてほとんど見向きもされず研究費も集まりませんでした。

　つい最近になって、製薬メーカーさんのおかげで臨床試験がまがりなりにも成立し、我々臨床家が、それを参考にできる日本人のデータが出てきたわけです。多少作為があったとしても、そうやってお金をどんどんつぎ込んでもらって、エビデンスを作ってもらったほうが、おおいに参考になります。

　そのエビデンスをどこまで活用するかは我々臨床家側の問題ですが、そもそもデータが出てこないことには、参考にしようがないわけですから。

　この点で、ここ最近のエビデンス流行というものは、歓迎すべきだとは思ってます。

　ただ、その活用の仕方が肝要かと思います。

　本当に微々たる差を、すべての患者に使わなきゃいけないような差というように主張されたとしたら、まぁ、そこは冷静に考えて、それぞれ対応しましょうよというのがEBMではないかと、私は思いますね。

Q 10

学生です。

日本の今までの治験、臨床試験等ではバイアスのかかったデータが多いというお話でしたが、逆にいうと、国別で見ると、たとえばアメリカだったり、ヨーロッパの国々の臨床試験では、バイアスのかかったデータは少ないということでしょうか？

A 10

今回の講義では、誰が見てもわかるような例をお話ししましたが、こういった例はもちろん海外にもあるでしょう。しかし、New England Journal of Medicine とか Lancet に掲載されるような臨床試験ではほとんどないように思います。

どうしてそうなるのですか？

その論文が雑誌掲載の水準に達しているかを審査することを査読といいますが、その査読の体制が New England Journal of Medicine は一番しっかりしていると思います。それには劣りますが、Lancet もそれなりにしっかりしているとは思います。

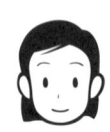

・・・

Q 11

CRC（Clinical Research Coordinator）をしている者です。

日本の臨床試験の質を高いものにするためには、文化としてどのような方向にもっていけばいいと思われますか？

A 11

今日、いろいろとよくない事例についてお話ししましたが、一回こうやって「あ、日本人はこんなことやっているんだな」というふうに知られちゃったわけですよね。この信頼回復はなかなか大変では

ないだろうかと、個人的には感じています。

　査読に通りにくくなっている節が若干感じられます。循環器領域の臨床試験の主任研究者をいくつも務めているある先生からも、同様の感想を伺いました。

　私自身、米国の心臓協会（AHA）学術集会の論文の査読なんかもさせられるんですが、現在はなくなりましたが、昔は国名が書いてあったんです。オランダとか、韓国とかね。韓国だったら点が低くなっていたかもしれません。なんとなく…先入観からね。

　それと同じで、今 JAPAN と書いてあると点数が低くなってしまうという状況もあるのではないか。実際に、名前や国名で論文が通りやすい、通りにくいということはあるような気がします。

　まぁ、今回お話した例は、ちょっと「臨床試験学」をかじったような人が見れば誰でもわかるような典型例ばかりでしたが、大半の試験はよく頑張っているとも思います。

　これは、日本の臨床試験に関わっている人すべてが地道に努力するしかない問題ですね。

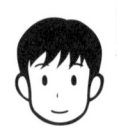

Q 12
学生です。
Propensity Score によるマッチングについて教えてください。

A 12
　観察データから、ランダム割付比較対照試験に近い結果を得られるように考案された、新しい研究デザインです。

　propensity というのは「傾向」を示す言葉で、医師がある治療法を選択する「傾向」を指します。たくさんの因子からある治療法が選択される確率を算出したものが、Propensity Score です。たとえば、Propensity Score が 0.6 の患者ということは、その集団の中で 60%の確率でその治療法が選択されているということを意味します。

同じ Propensity Score を持つ患者さんでも、医師の判断でその薬を服用している方もいれば服用していない方もいます。この2名をマッチングさせることを繰り返して服用群と非服用群の2群を作ると、まるでランダム割付をしたかのようになるという手法です。この2群間でイベント発生率を比較します。

　観察研究なので、現在の患者の治療方針を臨床試験に合わせて変更する必要がないなど利点は大きいですが、マッチングできる対象が少なくなることが欠点の一つです。

　この解析方法で得られた結果は New England Journal of Medicine といった一流雑誌にも掲載されており、その科学的妥当性は認められています。

Q 13

　研究者です。

　臨床試験をデザインすることが、最近ちょくちょくあります。必要なサンプルサイズを算出している段階で、何千という患者が必要になるという結果が出ます。これは、とても日本じゃ集まらないですよね。仕方がないから、集まる数だけ集めようという話になります。せいぜい何百人…だけでも。

　こういう現状を受けてから、一次エンドポイントはこれにしようと設定することについて、どう思われますか？

A 13

　やっぱり一次エンドポイントを決めてから、症例数を決めないといけないと思いますよ。逆はだめですね。症例数を決めて、それから一次エンドポイントを決めるっていうのは、やってはいけないやり方の一つといわれています。

　臨床試験というのは一種の人体実験ですから、なるべく少ない患者でやらなきゃいけないんですよ。

　だから、症例数設計をするときに、この薬を使ったらこっちより

も2割よくなるとか、20％イベントを起こすところが15％でおさまるだろうという仮説を立てて、それを証明するための必要最小限の症例数を計算で出して、その数で行うことになるのです。

　どうやら500人ぐらい患者が集まりそうだから、それで差がつきそうなエンドポイントを探そうというのは全く逆の考え方です。

　そういうことをやっては、倫理的にも問題、ありですね。

　とにかく、場合によっては半分の人に毒（よくない薬）を飲んでもらっているわけですから。

　自分がその試験に参加することを考える、あるいは最愛の人でもいいですけど、娘さんとか、お母さんとかが参加することを考えて、試験をデザインしなければいけない。

　仮説は明確に決めておかないと、ねずみを使った行きあたりばったりの二流実験をしているのと同じになってしまいますよね。

2. 大規模臨床試験の概要
本書で扱った主な循環器領域の試験

　本書で扱った主な循環器領域の大規模臨床試験について、概要（目的、評価項目、対象症例、デザイン、追跡期間、結果・結論）を表にまとめました（試験名のアルファベット順）。

CAST（Cardiac Arrhythmia Suppression Trial）

目的	心筋梗塞発症後の軽症あるいは無症候性心室性不整脈を抑制することで、不整脈死亡率および全死亡率を低下させられるかを検討する。
評価項目	心室性不整脈、死亡率
対象症例	心筋梗塞患者 1,498 例 エンカイニドまたはフレカイニドに著効を示した症例を登録。
デザイン	二重盲検試験（観察期に非盲検法により薬剤・用量を設定） 2 群に分け、一方にプラセボ、もう一方に実薬（エンカイニドまたはフレカイニド）を投与。
追跡期間	2〜5 年計画、平均 10 ヵ月で中止／登録期間：1987 年〜1989 年 4 月
結果・結論	【結果】 不整脈死は実薬群 43 例、プラセボ群 16 例（p = 0.0004）、不整脈以外が原因の心臓死（急性心筋梗塞、うっ血性心不全など）は実薬群 17 例、プラセボ群 5 例（p = 0.01）。実薬群の不整脈に起因する死亡および心停止の HR は 2.64。 【結論】 心筋梗塞発症後に心室性不整脈を抑制する抗不整脈薬を投与すると、死亡率が高くなることが示された。

DREAM (Diabetes Reduction Assessment with Ramipril and Rosiglitazone Medication)

目的	心血管疾患の既往のない空腹時血糖異常症例または耐糖能異常症例において、糖尿病発症リスクおよび死亡リスクに対する ACE 阻害薬ラミプリル、インスリン抵抗性改善薬ロシグリタゾンの有効性を検討する。
評価項目	【一次エンドポイント】糖尿病の新規発症＋死亡 【二次エンドポイント】心筋梗塞、脳卒中、心血管疾患死亡、確認された心不全、新たな処置が必要な狭心症、ならびに血管再生術を含む心血管イベントの発症
対象症例	30 歳以上、心血管疾患の既往のない空腹時血糖異常者または耐糖能異常者 5,269 例
デザイン	ランダム化二重盲検試験 17 日間の導入期間（単盲検によるプラセボ投与）後、ランダム化。 (1) ラミプリル群（2,623 例）：5mg/日より開始→2 ヵ月後に 10mg/日へ増量→1 年後に 15mg/日へ増量、プラセボ群（2,646 例） (2) ロシグリタゾン群（2,635 例）：4〜8mg/日、プラセボ群（2,634 例）
追跡期間	3 年（中央値）／登録期間：2001 年 7 月〜2003 年 8 月、2006 年 2〜4 月試験終了
結果・結論	【結果】 (1) 一次エンドポイントの発生はラミプリル群 475 例（18.1％）、プラセボ群 517 例（19.5％）で、両群間に有意差はなかった（第 3 章 図 3 p.55）。血糖値が正常値まで低下した症例は、ラミプリル群 1,116 例（42.5％）、プラセボ群 1,012 例（38.2％）でラミプリル群で 16％有意に多かった（p＝0.001）。試験終了時における空腹時血糖値（中央値）に関しては両群間に有意差は認められなかったが、OGTT 2 時間値はラミプリル群で有意に低かった（p＝0.01）。 (2) 一次エンドポイントの発生はロシグリタゾン群 306 例（11.6％）、プラセボ群 686 例（26.0％）で、ロシグリタゾン群で有意に抑制された（第 3 章 図 3 p.55）。正常血糖値に低下したものもロシグリタゾン群で 71％有意に多かった（p＜0.0001）。心血管イベントは心不全がロシグリタゾン群で多かった（p＝0.01）以外は両群同様であった。 【結論】 ・ラミプリル群では、血糖値が正常値まで回復した症例は増加したものの、糖尿病あるいは死亡リスクの減少は示されなかった。 ・空腹時血糖異常症例や耐糖能異常症例において、ロシグリタゾン 8mg/日の 3 年間投与は 2 型糖尿病発症を抑制し、血糖値も正常化した。

HOPE(Heart Outcomes Prevention Evaluation Study)

目的	左室不全あるいは心不全を有していない心血管イベント発症の高リスク症例において、ACE阻害薬ラミプリルの有用性を検討する。
評価項目	【一次エンドポイント】心筋梗塞＋脳卒中＋心血管死 【二次エンドポイント】全死亡、血行再建術の必要性、不安定狭心症あるいは心不全による入院、糖尿病に関連した合併症(入院の有無は問わない)、増悪型狭心症、心停止、心不全、心電図異常を伴う不安定狭心症、糖尿病の進行も評価
対象症例	心血管イベントの高リスク群 9,297例
デザイン	ランダム化二重盲検試験 ラミプリル群(4,645例):10mg/日、プラセボ群(4,652例)
追跡期間	平均5年
結果・結論	【結果】 ・一次エンドポイントの発生はプラセボ群826例(17.8%)、ラミプリル群651例(14.0%)で、ラミプリル群で22%有意に減少した。($p < 0.001$)。 ・ラミプリルによる治療では心血管死を26%減少させ($p < 0.001$)、以下心筋梗塞を20%($p < 0.001$)、脳卒中を32%($p < 0.001$)、全死亡を16%($p = 0.005$)減少させた。また、血行再建術施行(HR 0.85、$p = 0.002$)、心停止(HR 0.62、$p = 0.02$)、心不全(HR 0.77、$p < 0.001$)、増悪型狭心症(HR 0.89、$p = 0.004$)、糖尿病の新規診断(HR 0.66、$p < 0.001$)、糖尿病に関連した合併症(HR 0.84、$p = 0.03$)も減少させた。 【結論】 ACE阻害薬ラミプリルは、左室機能不全あるいは心不全のない心血管イベントの高リスク患者群において、死亡率、心筋梗塞、脳卒中を有意に減少させた。

IDNT（Irbesartan Diabetic Nephropathy Trial）

目的	2型糖尿病性腎症を有する高血圧において、ARB イルベサルタンまたは Ca 拮抗薬アムロジピンが、降圧効果とは独立して腎症の進展を抑制するかを検討する。
評価項目	【一次エンドポイント】血清クレアチニン濃度の倍増＋末期腎不全（ESRD）発症＋全死亡 【二次エンドポイント】心血管死＋非致死性心筋梗塞＋入院を要する心不全＋脳血管イベントによる永続性神経障害＋下肢切断（複合）
対象症例	1,715例。30〜70歳。高血圧（SBP > 135mmHg、DBP > 85mmHg、または降圧薬療法の記録のあるもの）、蛋白尿（尿中蛋白排泄量 ≧ 900mg/24h）を有する例。血清クレアチニン濃度は女性 1.0〜3.0mg/dL、男性 1.2〜3.0mg/dL。
デザイン	ランダム化二重盲検試験、多施設、ITT 解析
追跡期間	平均 2.6 年。1996 年 3 月 21 日〜1999 年 2 月 25 日にランダム化
結果・結論	【結果】 ・一次エンドポイントの発生はイルベサルタン群 189 例（32.6%）、プラセボ群 233 例（41.1%）、アムロジピン群 222 例（39.0%）。イルベサルタン群はプラセボ群と比べ一次エンドポイントの相対リスクが 20% 低下（p = 0.02）、アムロジピン群と比較した場合は 23% 有意に低下した（p = 0.006）。 ・イルベサルタン群の血清クレアチニン濃度の倍増リスクは、プラセボ群と比較して 33%（p = 0.003）、アムロジピン群と比較して 37% 有意に低下した（p < 0.001）。ESRD は、プラセボ群およびアムロジピン群のそれぞれと比べ 23% 低下した（p = 0.07）。これらの差違は降圧の差とは独立していた。 ・二次エンドポイントの発生は両群間で有意差はなかった。 ・その他事前に定められていないエンドポイント：イルベサルタン群では血清クレアチニン濃度の上昇がプラセボ群に対し 24%（p = 0.008）、アムロジピン群に対し 21%（p = 0.02）遅延した。 【結論】 イルベサルタンは 2 型糖尿病性腎症の進展予防に有効であった。この効果はイルベサルタンの降圧効果とは独立していた。

JELIS（Japan EPA Lipid Intervention Study）

目的	HMG-CoA 還元酵素阻害薬（スタチン製剤）を服用している日本人高コレステロール血症患者において、高純度イコサペント酸（EPA）投与による心血管イベントの一次・二次予防効果を検討する。
評価項目	【一次エンドポイント】主要な心血管イベント（突然死、致死的および非致死的心筋梗塞、不安定狭心症、血管形成術、ステント、CABG）。
対象症例	総コレステロール 250mg/dL 以上の高脂血症患者 18,645 例（一次予防群 14,981 例、二次予防群 3,664 例）。 男性 40 歳〜75 歳、女性 75 歳以下（閉経後）で、食事に関する適切なアドバイスを受けている者。
デザイン	PROBE 法 4〜8 週間の wash out を実施後、全例にスタチン製剤（プラバスタチン 10〜20mg/ 日またはシンバスタチン 5〜10mg/ 日）を投与。 (1) 対照群（9,319 例）：スタチン製剤のみ。 (2) EPA 群（9,326 例）：食後に EPA 600mg × 3 回 / 日を追加投与。
追跡期間	平均 4.6 年／登録期間：1996 年 11 月〜1999 年 11 月
結果・結論	【結果】 ・一次エンドポイントの発生は EPA 群 262 例（2.8%）、対照群 324 例（3.5%）で、EPA 群で 19% 有意に低下した（p = 0.011）。 　一次予防群：一次エンドポイントは EPA 群 104 例（1.4%）、対照群 127 例（1.7%）で、EPA 群で 18% 低下したが、有意差はみられなかった（p = 0.132）。 　二次予防群：EPA 群 158 例（8.7%）、対照群 197 例（10.7%）で、EPA 群で 19% 有意に低下した（p = 0.048）。 ・LDL コレステロール値は両群で 25% 低下したが、この低下は一次エンドポイント抑制の重要な因子ではなかった。 ・不安定狭心症および非致死的冠動脈イベントは、EPA 群で有意に低下した。 ・突然死および冠動脈疾患による死亡に両群間差はなかった。 【結論】 EPA と HMG-CoA 還元酵素阻害薬を併用することで、主要冠動脈イベント、特に非致死的イベントの発生を抑制することが示された。

JIKEI HEART Study

目的	日本人心血管疾患患者において、現行治療にARBバルサルタンを追加した場合の上乗せ効果を検討する。
評価項目	【一次エンドポイント】心血管死＋心血管合併症（脳卒中、一過性脳虚血発作による入院；心筋梗塞；うっ血性心不全による入院；狭心症による入院；大動脈瘤解離；血清クレアチニン値の倍化；透析への移行） 【二次エンドポイント】一次エンドポイントを構成する各エンドポイント
対象症例	20～79歳の心血管疾患患者3,081例
デザイン	PROBE法 (1) バルサルタン追加群（1,541例）：現行治療＋バルサルタン。高血圧患者はバルサルタン80mg/日で投与を開始、心不全あるいは冠動脈疾患患者は40mg/日で投与を開始し忍容性をみながら漸増投与。降圧目標（＜130/80mmHg）達成のため、40～160mg/日に調整。12～16週間後より非ARB薬の追加も可とした。 (2) 対照群（1,540例）：ARB以外の降圧薬治療。降圧目標達成のため、試験開始時の降圧薬の増量あるいは、標準降圧治療薬の追加。
追跡期間	3.1年（中央値）／登録期間：2002年1月～2004年12月
結果・結論	【結果】 ・一次エンドポイントの発生は、バルサルタン追加群92例（6.0％）、対照群149例（9.7％）で、バルサルタン追加群で39％有意に低下した（p＝0.0002） ・二次エンドポイントには、バルサルタン追加群で脳卒中（新規および再発）が40％、入院を要する心不全が46％、入院を要する狭心症が65％、大動脈瘤解離が81％、各々有意に減少した。 【結論】 日本人の心血管疾患患者において現行治療にバルサルタンを追加投与すると、現行治療を増量・併用するよりも、心血管イベントを抑制した。

JMIC-B（Japan Multicenter Investigation for Cardiovascular Diseases-B）

目的	冠動脈疾患を有する日本人高血圧患者において、長時間作用型ニフェジピンとACE阻害薬の心イベント抑制効果を比較検討する。
評価項目	【一次エンドポイント】全心イベント（心臓死あるいは突然死、心筋梗塞、狭心症あるいは心不全による入院、重篤な不整脈、血行再建術〈PTCA、CABG、ステント留置〉の施行） 【二次エンドポイント】脳血管イベント、腎不全、非心血管イベント、全死亡
対象症例	冠動脈疾患を有する高血圧患者（< 75歳）1,650例
デザイン	PROBE法 （1）ニフェジピン群（828例）：ニフェジピン徐放錠10～20mg×2/日 （2）ACE阻害薬群（822例）：エナラプリル5～10mg/日、イミダプリル5～10mg/日、リシノプリル10～20mg/日。目標血圧値<150/90mmHgに達しない場合は、α遮断薬を併用。抗狭心症効果が不十分な場合は、硝酸薬および/またはβ遮断薬を併用。
追跡期間	3年／登録期間：1994年1月～1997年7月
結果・結論	【結果】 ・一次エンドポイントの発生はニフェジピン群116例（14.0％）、ACE阻害薬群106例（12.9％）で、両群間に有意差は認められなかった（$p < 0.75$）。 ・二次エンドポイント（全死亡、脳血管イベント）はいずれも両群間に有意差は認められなかった。 ・サブグループ解析でも心イベントの発生に両群間に有意差は認められなかった。 【結論】 冠動脈疾患を有する日本人高血圧患者において、長時間作用型ニフェジピンはACE阻害薬と同程度に有効であった。

JUPITER (Justification for the Use of Statins in Prevention: an Intervention Trial Evaluating Rosuvastatin)

目的	LDL コレステロール（LDL-C）は正常ながら CRP 値が高い症例において、HMG-CoA 還元酵素阻害薬（スタチン製剤）ロスバスタチンの主要な心血管イベント一次予防効果を検討する。
評価項目	【一次エンドポイント】主要な心血管イベント（非致死的心筋梗塞、非致死的脳卒中、不安定狭心症による入院、血行再建術、心血管疾患死）初発
対象症例	心血管疾患の既往のない 50 歳以上の男性および 60 歳以上の女性 17,802 例 LDL-C < 130mg/dL、高感度 CRP ≧ 2.0mg/L、TG < 500mg/dL
デザイン	ランダム化二重盲検試験 ロスバスタチン群（8,901 例）：20mg/ 日投与、プラセボ群（8,901 例）
追跡期間	1.9 年（中央値）／登録期間：2003 年 2 月 4 日〜 2006 年 12 月 15 日
結果・結論	【結果】 ・12 ヵ月後の LDL コレステロールはロスバスタチン群で 55mg/dL（中央値）でプラセボ群よりも 50% 低下し、高感度 CRP は 2.2mg/L（中央値）で 37%、TG は 17% それぞれ低下した（全 $p < 0.001$）。 ・一次エンドポイントの発生はロスバスタチン群 142 例、プラセボ群 251 例で、ロスバスタチン群で 44% 有意に減少した。（$p < 0.00001$）。 ・2 年間のロスバスタチン治療による NNT は 95、5 年間の推定 NNT は 25。 ・ロスバスタチン群の有効性は年齢、性別、人種、危険因子を問わず認められた。 【結論】 LDL コレステロールは正常な高感度 CRP 高値症例において、ロスバスタチンの主要心血管イベント一次予防効果が認められた。

LIFE（Losartan Intervention For Endpoint reduction in hypertention study）

目的	左室肥大を合併した本態性高血圧患者において、ARB ロサルタンとβ遮断薬アテノロールの心血管疾患発症および死亡抑制効果を検討する。
評価項目	【一次エンドポイント】心血管疾患の発症および心血管死（心血管死、心筋梗塞、脳卒中を合わせたエンドポイント） 【その他のエンドポイント】全死亡、入院を要する狭心症または心不全、冠動脈または末梢動脈血行再建術、心停止後の蘇生、糖尿病の新たな発症
対象症例	55～80歳、心電図上左室肥大の確認された治療中または未治療の高血圧患者 9,193 例
デザイン	ランダム化二重盲検試験 （1）ロサルタン（＋アテノロールプラセボ）群（4,605 例）：50mg/日から開始 （2）アテノロール（＋ロサルタンプラセボ）群（4,588 例）：50mg/日から開始 目標血圧（140/90mmHg 以下）に達しない場合はヒドロクロロチアジドの追加、ロサルタンおよびアテノロールの増量、ARB・β遮断薬以外の降圧薬の追加（≧160/95 の場合は必須）を行う。
追跡期間	平均 4.8 年
結果・結論	【結果】 ・降圧効果は両群で同様（4.8 年後の血圧：ロサルタン群 144/81.3mmHg、アテノロール群 145/80.9mmHg）。 ・一次エンドポイントの発生はロサルタン群で 508 例、アテノロール群で 588 例で、ロサルタン群で 13％有意に減少した（p = 0.021）。試験開始時の Framingham リスクスコアおよび左室肥大の程度で補正しない場合の HR は 0.85（p = 0.009）。 ・致死的/非致死的脳卒中はロサルタン群で 232 例、アテノロール群で 309 例（HR 0.75；95％ CI 0.63～0.89、p = 0.001）。 ・心血管死はロサルタン群 204 例、アテノロール群 234 例（HR 0.89；95％ CI 0.73-1.07、p = 0.206）。 ・致死的/非致死的心筋梗塞はロサルタン群 198 例、アテノロール群 188 例（HR 1.07；95％ CI 0.88～1.31、p = 0.491）。 【結論】 左室肥大を合併した本態性高血圧患者において、ARB ロサルタンはβ遮断薬アテノロールよりも、心血管疾患死および脳卒中の発生を抑制した。

LIPS (Lescol Intervention Prevention Study)

目的	初回 PCI 施行患者における、HMG-CoA 還元酵素阻害薬（スタチン製剤）フルバスタチンの主要心イベント抑制効果を検討する。
評価項目	【一次エンドポイント】主要心イベント（心疾患死、非致死的心筋梗塞、再狭窄または新規病変に対する血行再建術） 【二次エンドポイント】主要心イベント（標的病変の6ヵ月以内の血行再建術の再施行は除外）、心疾患死、非心疾患死、全死亡、心疾患死と心筋梗塞の合計、全死亡と心筋梗塞の合計、血清脂質値、安全性、忍容性
対象症例	初回 PCI が成功した 18 ～ 80 歳患者 1,677 例
デザイン	ランダム化二重盲検試験 フルバスタチン群（844 例）：40mg × 2/ 日、プラセボ群（833 例） 退院時に食事、ライフスタイルに関するカウンセリングを実施。
追跡期間	3.9 年（中央値）／登録期間：1996 年 4 月～ 1998 年 10 月
結果・結論	【結果】 ・一次エンドポイントの発生はフルバスタチン群で 181 例（21.4%）、プラセボ群で 222 例（26.7%）で、フルバスタチン群で 22% 有意に減少した（p = 0.01）。 ・二次エンドポイントである心疾患死、非心疾患死、全死亡、心疾患死と心筋梗塞の合計、全死亡と心筋梗塞の合計の発生はフルバスタチン群で減少傾向が認められたが、有意差はなかった。標的病変の再狭窄以外の主要心イベント合計の発生はフルバスタチン群で 33% 有意に減少した（p < 0.001）。 【結論】 フルバスタチンは初回 PCI が成功した冠動脈疾患患者において、主要心イベントの発症を予防した。

MEGA（Management of Elevated Cholesterol in the Primary Prevention Group of Adult Japanese）

目的	冠動脈疾患、脳卒中の既往のない高コレステロール血症の日本人において、HMG-CoA 還元酵素阻害薬（スタチン製剤）プラバスタチンの冠動脈疾患一次予防効果を検討する。
評価項目	【一次エンドポイント】冠動脈疾患（致死的また非致死的心筋梗塞、心突然死、狭心症、冠血行再建術）の初発 【二次エンドポイント】脳卒中、脳梗塞＋冠動脈疾患、すべての心血管疾患、総死亡
対象症例	40～70 歳で冠動脈疾患、脳卒中の既往のない高コレステロール血症患者（TC220～270mg/dL）7,832 例
デザイン	PROBE 法 (1)プラバスタチン＋食事療法群(3,866 例;男性 1,228 例、女性 2,638 例)：プラバスタチン 10mg/ 日で投与開始。TC が 220mg/dL 以下に下がらない場合は医師の裁量で 20mg/ 日まで漸増投与、および NCEP step Iに基づく食事療法。 (2) 対照群（3,966 例；男性 1,248 例，女性 2,718 例）：食事療法単独
追跡期間	平均 5.3 年／登録期間は 1994 年 2 月～1999 年 3 月、追跡期間は 2004 年 3 月末まで（5 年延長）
結果・結論	【結果】 ・一次エンドポイントはプラバスタチン＋食事療法群 66 例、対照群 101 例で、プラバスタチン＋食事療法群で 33％有意に抑制された（p = 0.01）。NNT は 119。 ・二次エンドポイントである脳卒中の発症率は 17％（うち脳梗塞 24％）、総死亡は 28％プラバスタチン＋食事療法群で低かったが、有意差はなかった。 ・癌の発症、クレアチンキナーゼ異常、その他の有害イベントにおいて、両群間に有意差はみられなかった。 【結果】 日本人において、プラバスタチン低用量治療により欧米の高用量治療と同様の冠動脈疾患抑制効果が認められた。

ONTARGET (Ongoing Telmisartan Alone and in Combination with Ramipril Global Endpoint Trial)

目的	テルミサルタンが ACE 阻害薬ラミプリルと同程度に有効であるか（非劣性試験）、非劣性が認められた場合、テルミサルタンとラミプリルの併用がラミプリル単剤投与よりも有効であるかを検討する。
評価項目	【一次エンドポイント】心血管死＋<u>非致死的</u>心筋梗塞(MI)＋<u>非致死的</u>脳卒中＋<u>うっ血性</u>心不全による入院（複合）。 【二次エンドポイント】<u>うっ血性</u>心不全の新規発症、糖尿病新規発症、新規心房細動、認知機能低下または痴呆、腎症、血行再建術施行 ※下線部は、デザイン論文で記載されていたが主論文で削除された事項
対象症例	25,620 例。心血管疾患、糖尿病を有する高リスク例、ただし心不全患者は除外
デザイン	単盲検による 3 週間の run-in 期間後、次の 3 群にランダム化。 テルミサルタン 80mg/ 日群（8,542 例）、ラミプリル 10mg 群（8,576 例）：5mg/ 日で投与を開始し、2 週間後に 10mg に増量 併用群（8,502 例）：テルミサルタン 80mg/ 日＋ラミプリル 10mg/ 日
追跡期間	56 ヵ月（中央値）
結果・結論	【結果】 ［一次エンドポイント］ ラミプリル群：1412 例（16.5%）、テルミサルタン群：1,423 例（16.7%）：RR 1.01（0.94 〜 1.09、p ＝ 0.004 for non-inferiority）。 複合エンドポイントのいずれのエンドポイントも同様の結果であった。 ［二次エンドポイント］ 心血管死、心筋梗塞、脳卒中（デザイン論文には記載なし） ラミプリル群 1,210 例（14.1%）vs テルミサルタン群 1,190 例（13.9%）：RR 0.99（0.91 〜 1.07、p ＝ 0.001 for non-inferiority）。 ラミプリル群 1,210 例（14.1%）vs 併用群 1,200 例（14.1%）：1.00（0.93 〜 1.09）。 新規糖尿病発症 ラミプリル群 366 例（6.7%）vs テルミサルタン群 399 例（7.5%）：1.12（0.97 〜 1.29）。 ラミプリル群 366 例（6.7%）vs 併用群 323 例（6.1%）：0.91（0.78 〜 1.06）。 腎機能障害 ラミプリル群 871 例（10.2%）vs テルミサルタン群 906 例（10.6%）：1.04（0.96 〜 1.14）。 ラミプリル群 871 例（10.2%）vs 併用群 1,148 例（13.5%）：1.33（1.22 〜 1.44、p ＜ 0.001）。 【結論】 血管疾患 / 高リスク糖尿病患者におけるテルミサルタンの有効性はラミプリルと同等で、血管性浮腫はより少なかった。併用投与のラミプリル単独投与を上回る有効性はみられず、有害イベントが増加した。

PRoFESS（Prevention Regimen for Effectively Avoiding Second Strokes）

目的	脳梗塞患者の再発予防効果および安全性を検討する。 脳梗塞発症後早期の ARB テルミサルタン投与開始 vs プラセボ。
評価項目	【一次エンドポイント】脳卒中の再発 【二次エンドポイント】血管イベント（脳卒中＋心筋梗塞＋血管死の複合）、血管イベント＋うっ血性心不全（新規／悪化）の複合、糖尿病新規発症
対象症例	20,332 例。55 歳以上 24 時間以上症状が持続した比較的最近発症した（発症 90 日以内）脳梗塞、症状の持続が 24 時間以内であっても CT、MRI にて脳梗塞が確認された症例も登録可。ただし、抗血小板薬禁忌の症例は登録不可とした。6,000 例を登録した時点で登録基準が若干変更された。すなわち 50 ～ 54 歳の症例の登録の促進と、発症後 90 ～ 120 日の脳梗塞であっても 2 つ以上の心血管病のリスク因子のある症例の組入れを可能とした。
デザイン	ランダム割付、プラセボ対照、2 × 2 factorial、多施設（35 ヵ国 695 施設）、ITT 解析 テルミサルタン群（10,146 例）：80mg／日、プラセボ群（10,186 例）
追跡期間	平均 2.5 年／実施期間：2003 年 9 月 11 日～ 2008 年 2 月 8 日
結果・結論	【結果】 一次エンドポイントの発生はテルミサルタン群 880 例（8.7%）、プラセボ群 934 例（9.2%）（HR 0.95：0.86 ～ 1.04、p = 0.23）。どの病型でも両群間に有意差は認められなかった。最初の 6 ヵ月間は 347 例（3.4%）対 326 例（3.2%）、6 ヵ月以降が 533 例（5.3%）対 608 例（6.0%）。 二次エンドポイントの発生は血管イベント（主論文では三次エンドポイントとして記載）、血管イベント＋うっ血性心不全、糖尿病新規発症ともに両群間に有意差なし。 【結論】 脳梗塞発症早期からのテルミサルタンの投与開始、2.5 年の継続投与はプラセボ群と比較して有意な再梗塞、心血管イベント、糖尿病抑制効果は認めなかった。

降圧療法の arm のみ記載した。

SCOPE（Study on Cognition and Prognosis in the Elderly）

目的	軽症〜中等症の高齢高血圧患者において、ARB カンデサルタンを用いた降圧療法が、利尿薬を基本とした降圧療法と比較して心血管イベントリスクを低下させ、認知機能を維持するかどうかを検討する。
評価項目	【一次エンドポイント】主要心血管イベント（心血管死、非致死的心筋梗塞、非致死的脳卒中） 【二次エンドポイント】MMSE スコアによる認知機能評価、痴呆発症、全死亡、心血管死、致死的／非致死的心筋梗塞（合併あるいは単独）、致死的／非致死的脳卒中（合併あるいは単独）、糖尿病新規発症、投薬中止
対象症例	70 〜 89 歳、降圧治療中あるいは未治療の軽症〜中等症の高齢高血圧患者 4,937 例
デザイン	ランダム化二重盲検試験 未治療の患者はそのまま、また降圧治療中の患者は服用中の降圧薬をヒドロクロロチアジド（12.5mg／日）に切り替え 1 〜 3 ヵ月の治療を行った後、次の 2 群にランダム割付 （1）カンデサルタン群（2,477 例）：カンデサルタン 8mg／日単独 （2）対照群（2,460 例）：プラセボ 両群とも 1 ヵ月、3 ヵ月およびその後 6 ヵ月ごとに血圧を測定し、SBP ＞ 160mmHg、DBP ＞ 85mmHg、あるいは SBP の低下量がベースラインと比べて＜ 10mmHg であれば各試験薬を 2 倍に増量。その後 SBP ≧ 160mmHg あるいは DBP ≧ 90mmHg を認めた場合は ACE 阻害薬、ARB を除く降圧薬を追加可。ヒドロクロロチアジド（12.5mg／日〜）を推奨。
追跡期間	平均 3.7 年／実施期間：1997 〜 2002 年
結果・結論	【結果】 ・一次エンドポイントの発生はカンデサルタン群 242 例（9.8%）、対照群 268 例（10.9%）で、カンデサルタン群で 10.9% 減少したが有意ではなかった（p ＝ 0.19）。非致死的脳卒中発生率はカンデサルタン群で 27.8% 有意に減少した（p ＝ 0.04）。 ・MMSE スコアはカンデサルタン群では 28.5 → 28.0、対照群では 28.5 → 27.9 に低下したが、両群に有意差は認められず（p ＝ 0.20）、両群とも認知機能は良好に維持された。重度の認知機能低下および認知症発症リスクについては両群に有意差は認められなかった（p ＞ 0.20）。 【結論】 軽症〜中等症の高齢高血圧患者では、カンデサルタン群は対照群に比べて血圧をより低下させ、非致死的脳卒中のリスクを有意に低下させた。また有意ではないが心血管イベントのリスクが低い傾向がみられた。

SEAS（Simvastatin and Ezetimibe in Aortic Stenosis）

目的	無症候性の軽症～中等症大動脈弁狭窄症において、HMG-CoA 還元酵素阻害薬＋小腸コレステロールトランスポーター阻害薬（シンバスタチン－エゼチミブ）の有効性を検討する。
評価項目	【一次エンドポイント】大動脈弁置換手術・心血管死などを含む複合心血管イベント 【二次エンドポイント】大動脈弁関連イベント、非致死性心筋梗塞・心血管死などを含む虚血性心血管イベント
対象症例	45～85歳の無症候性軽症～中等症大動脈狭窄症患者 1,873 例
デザイン	ランダム化二重盲検試験 4 週間のプラセボおよび NCEP 推奨による脂質低下食事療法による run-in 後、ランダム化。 シンバスタチン 40mg －エゼチミブ 10mg 群（944 例）、プラセボ群（929 例） 担当医の判断で、オープンラベルでシンバスタチン 40mg あるいは相当量のその他のスタチン系薬剤の追加投与を可とした。
追跡期間	52.2 ヵ月（中央値）
結果・結論	・一次エンドポイントの発生はシンバスタチン－エゼチミブ群 333 例（35.3%）、プラセボ群 355 例（38.2%）で両群間に有意差はなかった（HR 0.96；0.83～1.12、p＝0.59）。 ・二次エンドポイントである虚血性イベントは 148 例（15.7%）、プラセボ群 187 例（20.1%）で、シンバスタチン－エゼチミブ群で 22%有意に少なかった（p＝0.02）。また大動脈弁狭窄症関連イベントはシンバスタチン－エゼチミブ群 308 例（32.6%）、プラセボ群 326 例（35.1%）で両群間に有意差はなかった（HR 0.97；0.83～1.14、p＝0.73）。 【結論】 大動脈弁狭窄症患者において、シンバスタチン－エゼチミブ群は虚血性心血管イベントは抑制したが、大動脈弁狭窄症関連イベントは抑制しなかった。

TRANSCEND (Telmisartan Randomized Assessment Study in ACE Intolerant Subjects with Cardiovascular Disease)

目的	ACE 阻害薬に忍容性のない高リスク患者において、ARB テルミサルタンがプラセボよりも優れているかを検討する。
評価項目	【一次エンドポイント】心血管死＋<u>非致死的心筋梗塞（MI）＋非致死的脳卒中</u>＋<u>うっ血性心不全による入院</u>（複合） 【二次エンドポイント】<u>うっ血性</u>心不全の新規発症、糖尿病新規発症、新規心房細動、認知機能低下または痴呆、腎症、血行再建術施行 ※下線部は、デザイン論文で記載されていたが主論文で削除された事項
対象症例	5,926 例。ACE 阻害薬に忍容性のない高リスク症例：冠動脈疾患（CAD）、末梢血管疾患、脳血管疾患、終末臓器障害を伴う糖尿病
デザイン	ランダム化二重盲検試験、プラセボ対照、多施設（40 ヵ国 630 施設）、ITT 解析 3 週間の run-in：単盲検でプラセボを 1 週間投与後、テルミサルタン 80mg/ 日を 2 週間投与後、ランダム化 テルミサルタン群（2,954 例）：80mg/ 日投与、プラセボ群（2,972 例）
追跡期間	56 ヵ月（中央値）／登録期間：2001 年 11 月～ 2004 年 5 月
結果・結論	【結果】 一次エンドポイントの発生はテルミサルタン群 465 例（15.7%）、プラセボ群 504 例（17.0%）で両群間に有意差は認められなかった（HR 0.92；0.81 ～ 1.05、p = 0.216）。デザイン論文に記載のない二次エンドポイントの心血管死＋心筋梗塞＋脳卒中の複合エンドポイントではテルミサルタン群はプラセボ群に対し有意に低下させた（p=0.048）。構成エンドポイントのうち、心筋梗塞、脳卒中はテルミサルタン群で少なかったが、有意ではなかった。心血管死、心不全による入院も両群間に有意差はなかった。 【結論】 ACE 阻害薬に忍容性のない対象においてテルミサルタンの忍容性は良好であった。心不全による入院を含む一次エンドポイントにおいて有意な抑制効果は認められなかったが、心血管死、心筋梗塞、脳卒中の総和をわずかに抑制した。

U.S. Carvedilol Heart Failure Study

目的	心不全患者において、β遮断薬カルベジロールの投与が死亡率、心血管起因による入院を改善するかを検討する。
評価項目	【一次エンドポイント】全死亡、心血管起因による入院
対象症例	平均年齢58歳でEF≦0.35の慢性心不全患者1,094例
デザイン	ランダム化二重盲検試験 カルベジロール群（696例）、プラセボ群（398例）に割付。 ・カルベジロール群は運動耐容能によって軽症心不全群、中等度心不全群、重症心不全群、用量設定群の4群に割付。各群全例にカルベジロール12.5mg/日で開始。 ・忍容性のない場合は6.25mg/日より開始され12.5mg/日まで増量。2週間後、50mg/日またはプラセボを用い試験を開始、50mg/日または100mg/日まで増量。用量設定群では、プラセボ、12.5mg/日、25mg/日、50mg/日の4群に割付。ジゴキシン、利尿薬、ACE阻害薬、血管拡張薬（硝酸薬、塩酸ヒドララジン）の併用は許可。
追跡期間	1日〜15.1か月（中央値6.5か月）／実施期間：1993年4月〜1995年2月
結果・結論	・死亡率は、カルベジロール群22例（3.2%）、プラセボ群31例（7.8%）で、カルベジロールにより死亡のリスクは65%（p＜0.001）低下した。このカルベジロールの効果は、心不全死および突然死を抑制したことによる。 ・カルベジロール群では、心血管起因による入院のリスクを27%低下し（p＝0.036)、入院と死亡を併せたリスクも38%低下した（p＜0.001）。 ・カルベジロールの効果は、年齢、性別、心不全の原因、駆出率、運動耐容能、収縮期血圧、心拍数、プロトコールによらず認められた。

VALUE（Valsartan Antihypertensive Long-term Use Evaluation）

目的	心血管リスクが高く、心血管疾患を合併した高血圧患者において、血圧コントロールが同等であれば、ARB バルサルタンは Ca 拮抗薬アムロジピンに比べて、心疾患および死亡リスクを低下させるという仮説を検証する。
評価項目	【一次エンドポイント】 心イベント（突然死、致死的心筋梗塞、PCI/CABG 施行中あるいは施行後の死亡、心不全死、剖検による心筋梗塞関連死、心不全による入院、非致死的心筋梗塞、心筋梗塞の緊急予防処置の合計） 【二次エンドポイント】 致死的および非致死的心筋梗塞、致死的および非致死的心不全、致死的および非致死的脳卒中、全死亡、糖尿病の新規発症
対象症例	50 歳以上、心血管リスクが高く、心血管疾患を合併した高血圧患者 15,245 例
デザイン	ランダム化二重盲検試験 （1）バルサルタン群（7,649 例）：80mg/ 日 （2）アムロジピン群（7,596 例）：5mg/ 日 降圧目標は 140/90mmHg とし、未達成の場合には試験薬の増量可、また両群で ACE 阻害薬を除く降圧薬の併用可。
追跡期間	平均 4.2 年
結果・結論	【結果】 ・1 ヵ月後の血圧値はアムロジピン群の方が 4.0/2.1mmHg 低く、試験終了時の血圧は、バルサルタン群 139.3/79.2mmHg、アムロジピン群 137.5/77.7mmHg。 ・一次複合エンドポイントの発生はバルサルタン群 810 例（10.6%）、アムロジピン群 789 例（10.4%）で、両群間に有意差はなかった。 ・二次エンドポイントのうち致死的および非致死的心筋梗塞と糖尿病の新規発症では、前者はバルサルタン群で 19% 有意に高く（$p = 0.02$）、後者は逆にアムロジピン群で 23% 有意に高かった（$p < 0.0001$）。 【結論】 単剤投与例において、バルサルタン群とアムロジピン群間に一次エンドポイント、脳卒中、心筋梗塞、全死亡の差はなかったが、心不全、糖尿病新規発症をバルサルタン群が有意に抑制した。

本書で扱った薬剤一覧

一般名	商品名	薬効分類(日本標準商品分類)
アテノロール	テノーミンなど	212/不整脈用剤
アトルバスタチン	リピトール	218/高脂血症用剤
アムロジピン	ノルバスク、アムロジンなど	217/血管拡張剤
イコサペント酸エチル	エパデールなど	218/高脂血症用剤 339/その他の血液・体液用薬
イミダプリル	タナトリルなど	214/血圧降下剤
イルベサルタン	アバプロ、イルベタン	214/血圧降下剤
エゼチミブ	ゼチーア	218/高脂血症用剤
エナラプリル	レニベースなど	214/血圧降下剤 217/血管拡張剤
エプレレノン	セララ	214/血圧降下剤
エンカイニド	ミベフラジル	販売中止
オルメサルタン	オルメテック	214/血圧降下剤
カプトプリル	カプトリルなど	214/血圧降下剤
カルベジロール	アーチストなど	214/血圧降下剤
カンデサルタン	ブロプレス	214/血圧降下剤 217/血管拡張剤
シンバスタチン	リポバスなど	218/高脂血症用剤
テルミサルタン	ミカルディス	214/血圧降下剤
ニフェジピン	アダラート、セパミットなど	217/血管拡張剤
バルサルタン	ディオバン	214/血圧降下剤
ピタバスタチン	リバロ	218/高脂血症用剤
プラバスタチン	メバロチンなど	218/高脂血症用剤
フルバスタチン	ローコール	218/高脂血症用剤
フレカイニド	タンボコール	212/不整脈用剤
ペリンドプリル	コバシルなど	214/血圧降下剤
ラミプリル	トリタセ	国内未承認
リシノプリル	ゼストリル、ロンゲスなど	214/血圧降下剤 217/血管拡張剤
ロサルタン	ニューロタン、プレミネント	214/血圧降下剤
ロシグリタゾン	アバンディア	国内未承認
ロスバスタチン	クレストール	218/高脂血症用剤

一般名の50音順で掲載

文献一覧

第1章 はじめに
1) 森口盛雄ほか：ゴマ蛋白質由来ペプチド添加茶飲料の正常高値血圧者および軽症高血圧者の血圧に対する影響と安全性．健康・栄養食品研究 7（1）：1-16，2004．

第2章 臨床試験のキホン
1) Yusuf S, et al; the HOPE Investigators: Effects of an angiotensin-converting-enzyme inhibitor, ramipril, on cardiovascular events in high-risk patients. N Engl J Med 342: 145-153, 2000.
2) Joglar JA, et al: Effect of carvedilol on survival and hemodynamics in patients with atrial fibrillation and left ventricular dysfunction: Retrospective analysis of the US Carvedilol Heart Failure Trials Program. Am Heart J 142 (3): 498-501, 2001.
3) Serruys PW, et al; the LIPS Investigators: Fluvastatin for Prevention of Cardiac Events Following Successful First Percutaneous Coronary Intervention: A Randomized Controlled Trial. JAMA 287: 3215-3222, 2002.
4) Nakamura H, et al; the MEGA study group: Primary prevention of cardiovascular disease with pravastatin in Japan (MEGA study): a prospective randomised controlled trial. Lancet 368: 1155-1163, 2006.

第3章 臨床試験の問題点―こんな試験にならないように
1) Yusuf S, et al; the HOPE Investigators: Effects of an angiotensin-converting-enzyme inhibitor, ramipril, on cardiovascular events in high-risk patients. N Engl J Med 342: 145-153, 2000.
2) Dahlöf B, et al: Cardiovascular morbidity and mortality in the Losartan intervention For Endpoint reduction in hypertension study (LIFE): a randomised trial against atenolol. Lancet 359: 995-1003, 2002.
3) Pfeffer MA, et al: Effects of candesartan on mortality and morbidity in patients with chronic heart failure: the Charm-Overall programme. Lancet 362: 759-766, 2003.
4) Julius S, et al; VALUE Trial Group: Outcomes in hypertensive patients at high cardiovascular risk treated with regimens based on valsartan or amlodipine: the VALUE randomized trial. Lancet 363:2022-2031, 2004.
5) The DREAM Trial Investigators: Effect of Ramipril on the Incidence of Diabetes. N Engl J Med 355 (15): 1551-1562, 2006.
6) The DREAM Trial Investigators: Effect of rosiglitazone on the frequency of diabetes in patients with impaired glucose tolerance or impaired fasting glucose: a randomized controlled trial. Lancet 368: 1096-1105, 2006.

7) 山崎 力：evidence score による EBM の実践—ARB の大規模臨床介入試験を用いて—. 日本醫事新報 4213：43-47, 2005.
8) Yamazaki T: Proposed new score to rate the strength of evidence and its application to large-scale clinical trials of angiotensin-receptor blockers. Circ J 70: 1155-1158, 2006.
9) The ONTARGET Investigators: Telmisartan, Ramipril, or Both in Patients at High Risk for Vascular Events. N Engl Med 358 (15): 1547-1559, 2008
10) The TRANSCEND Investigators: Effects of the angiotensin-receptor blocker telmisartan on cardiovascular events in high-risk patients intolerant to angiotensin-converting enzyme inhibitors: a randomised controlled trial. Lancet 372 (9644): 1174-1183, 2008.
11) Yusuf S, et al; the PRoFESS Study Group: Telmisartan to Prevent Recurrent Stroke and Cardiovascular Events. N Engl J Med 359 (12): 1225-1237, 2008.
12) Lewis EJ, et al for the collaborative study group. Renoprotective effect of the angiotensin-receptor antagonist irbesartan in patients with nephropathy due to type 2 diabetes. N Engl J Med 345: 851-60, 2001.
13) The CAST Investigators: Preliminary report: effect of encainide and flecainide on mortality in a randomized trial of arrhythmia suppression after myocardial infarction. N Engl J Med 321 (6): 406-412, 1989.
14) Rossebø AB, et al; the SEAS Investigators: Intensive lipid lowering with simvastatin and ezetimibe in aortic stenosis. N Engl J Med 359 (13): 1343-1356, 2008.
15) Yokoyama M, et al; the JELIS Investigators: Effects of eicosapentaenoic acid on major coronary events in hypercholesterolaemic patients (JELIS): a randomised open-label, blinded endpoint analysis. Lancet 369 (9567): 1090-1098, 2007.
16) Saito Y, et al; the JELIS Investigators: Effects of EPA on coronary artery disease in hypercholesterolemic patients with multiple risk factors: Sub-analysis of primary prevention cases from the Japan EPA Lipid Intervention Study (JELIS). Atherosclerosis 200 (1): 135-140, 2008.
17) Ishikawa K, et al: Long-term nitrate treatment increases cardiac events in patients with healed myocardial infarction. Jpn Circ J 60: 779-788, 1996.
18) Yui Y, et al; the JMIC-B Study Group: Nifedipine retard prevents hospitalization for angina pectoris better than angiotensin-converting enzyme inhibitors in hypertensive Japanese patients with previous myocardial infarction (JMIC-B substudy). J Hypertens 25: 2019-2026, 2007.
19) Hansson L, et al: Prospective Randomized Open Blinded End-point (PROBE) Study: a novel design for intervention trials. Blood Press 1: 113-119, 1992.

20) Mochizuki S, et al; the Jikei Heart Study group: Valsartan in a Japanese population with hypertension and other cardiovascular disease (Jikei Heart Study): a randomised, open-label, blinded endpoint morbidity-mortality study. Lancet 369 (9571): 1431-1439, 2007.
21) Kohro T, Yamazaki T : Cardiovascular Clinical Trials in Japan and Controversies regarding Prospective Randomized Open Blinded End-point Design. Hypertension Res (in press).
22) 福田治彦:「臨床試験データマネジメント(大橋靖雄監修, 辻井敦著)」書評. 週刊医学界新聞 2611, 医学書院, 2004.

第4章 臨床試験をみるさまざまな視点

1) Nakamura H, et al: Primary prevention of cardiovascular disease with pravastatin in Japan (MEGA study): a prospective randomised controlled trial. Lancet 368: 1155-1163, 2006.
2) Ridker PM, et al; the JUPITER Study Group: Rosuvastatin to Prevent Vascular Events in Men and Women with Elevated C-Reactive Protein. N Engl J Med 359 (21): 2195-2207, 2008.
3) Ridker PM, et al : Reported Outcomes in Major Cardiovascular Clinical Trials Funded by For-Profit and Not-for-Profit Organizations: 2000-2005. JAMA 295 (19): 2270-2274, 2006.
4) Royal College of Physicians, 2002.
5) Blood Pressure Lowering Treatment Trialists' Collaboration (BPLTTC): Blood pressure-dependent and independent effects of agents that inhibit the renin-angiotensin system. J Hypertens 25 (5): 951-958, 2007.

第5章 講義のあとに…

1) 永井良三, 山崎力 監修:循環器大規模臨床試験要約集 2008年版. 協和発酵工業, 2008.
2) 循環器トライアルデータベース http://www.ebm-library.jp/circ/index_top.html

索　引

欧文

ANOVA ･･････････････････････ 18
BNP ･･････････････････････････ 92
BPLTTC ･･･････････ 81, 110, 119, 120
CAST ･･････････････････････ 64, 130
confounding factor ･･･････････････ 76
DREAM ･･････････････････････ 55, 131
drop-out-rate ･･･････････････････ 36
EBM ･･････････････････････ 61, 124, 125
EPA ･･････････････････････････ 68, 133
Evidence Score（ES）･･･････････ 61, 62
false negative ･･････････････････ 53
false positive ･･･････････････････ 53
HOPE ･････････････････････ 54, 111, 132
HR ･･･････････････････････････ 56, 57
ICMJE ･･････････････････････ 103, 104
intention to treat analysis ･･･････････ 79
IDNT ･･････････････････････ 62, 111, 133
ITT 解析 ･･････････････････････ 79
JELIS ････････････････････････ 68, 134
JIKEI HEART Study ･･････････ 84, 135
JMIC-B ･･･････････ 35, 77, 80, 111, 136
JUPITER ･････････････････････ 99, 137
Kaplan-Meier 曲線 ･･･････････ 18, 20, 24
LIFE ･･･････････････ 58, 59, 62, 111, 138
LIPS ････････････････････････ 30, 139
log-rank 検定 ･･････････････････ 18
MEGA Study ･･････････ 32, 96, 97, 140
meta-analysis ････････････････････ 105
NNT（number needed to treat）
　　　　　　　　20, 21, 96, 98, 101, 124
ONTARGET ･･････････････････ 62, 141
PROBE ･･････････････････ 82, 84, 90, 115
PRoFESS ･････････････････････ 62, 142
propensity score ････････････････ 127
SCOPE ･･･････････････ 35, 80, 111, 143
SEAS ････････････････････････ 65, 66, 144

simple randomization ･･･････････ 38
surrogate endpoint ･･･････････････ 63
survival curve ･･････････････････ 12
TRANSCEND ･･･････････････ 62, 145
true endpoint ･･･････････････････ 63
U.S. Carvedilol Heart Failure Study
　　　　　　　　　　　　28, 29, 146
VALUE ･･･････････････ 46, 47, 111, 147

あ行

アウトカム ･･････････････････････ 16
アテノロール ･･･････････････ 59, 138, 148
アトルバスタチン ･････････････ 119, 148
アムロジピン ･････････････ 46, 147, 148
医学雑誌編集者国際委員会（ICMJE）
　　　　　　　　　　　　103, 104
イコサペント酸エチル ･････ 68, 134, 148
一次エンドポイント ････ 46, 49, 104, 114
イミダプリル ･･･････････････ 119, 136, 148
イルベサルタン ･････････････ 119, 133, 148
打ち切り ･･････････････ 22, 27, 28, 30, 34
エゼチミブ ･････････････ 65, 66, 144, 148
エナラプリル ･･･････････････ 119, 136, 148
エビデンス ･･････ 61, 62, 121, 123, 125
エビデンスレベル ･･････････････ 106
エプレレノン ･･･････････････････ 6, 148
エンカイニド ･･･････････････ 65, 130, 148
エンドポイント ･･････････ 46, 49, 52, 58, 63
オルメサルタン ･･･････････････ 119, 148

か行

回帰直線 ･････････････････････ 112, 113
カプトプリル ･････････････ 119, 120, 148
カプラン・マイヤー曲線 ･･････ 18, 20, 24
カルベジロール ･････････････ 29, 146, 148
カンデサルタン ･････････････ 119, 143, 148

偽陰性 ･････････････････････ 53
偽陽性 ･････････････････････ 53
公表バイアス ････････････････ 115
交絡因子 ････････････････････ 76

さ行
最小化法 ････････････････････ 39
サロゲートエンドポイント ･･････ 63
試験実施計画書 ･･･････････････ 17
主要評価項目 ･････････ 46, 49, 52
硝酸薬 ･･････････････････････ 72
真のエンドポイント ･･････････ 63, 64
シンバスタチン ･･ 65, 120, 134, 144, 148
生存曲線 ･･･････････ 12, 18, 20, 24, 28
生存時間解析 ････････････････ 18, 22
絶対リスク減少率 ･･･････ 21, 97, 98
相対リスク減少率 ････････････ 21
ソフトエンドポイント ･･････････ 90

た行
代用エンドポイント ･･････････ 63, 64
脱落 ･･････････････････････ 22, 23
脱落率 ････････････････････ 35, 36
単純ランダム化法 ････････････ 38
治験 ･･･････････････････････ 7, 15
データマネジャー ･･････････････ 93
テルミサルタン ･ 119, 141, 142, 145, 148
同意撤回 ･･････････････････ 22, 23
統計的有意（差）･･････ 96, 100, 101, 123
トゥルーエンドポイント ････････ 63

な行
二次エンドポイント ･････ 46, 49, 104, 114
ニフェジピン ･････････････ 77, 136, 148
脳性ナトリウム利尿ペプチド（BNP）･･･ 92

は行
ハードエンドポイント ･････････ 90
ハザード比（HR）････････････ 56, 57
バルサルタン ･････ 46, 84, 134, 143, 148
ひげ ･･････････････････ 27, 28, 30
ピタバスタチン ･････････････ 120, 148
評価項目 ･････････････ 46, 48, 52
非劣性 ･･････････････････ 122, 123
複合エンドポイント ･････ 58, 60, 114
副次評価項目 ･････････ 48, 49, 52
プライマリーエンドポイント ･････ 46
プラバスタチン ･･ 96, 120, 134, 140, 148
フルバスタチン ･･････ 30, 120, 139, 148
フレカイニド ･･････････ 65, 130, 148
プロトコル ･･････････････････ 17
分散分析 ････････････････････ 18
ペリンドプリル ･････････････ 119, 148

ま・や行
メタアナリシス ･････････････ 105
メタ回帰分析 ･･･････････ 112, 113
優性 ･･････････････････････ 122

ら行
ラミプリル ･ 55, 119, 131, 132, 141, 148
ランダム割付 ･･････････ 37, 72, 77
リシノプリル ･･･････････････ 136, 148
臨床試験 ････････････････････ 12
臨床的有意（差）･･･････ 96, 100, 124
倫理委員会 ･･････････････････ 14
ログランク検定 ･･･････････････ 18
ロサルタン ･･････････ 58, 119, 138, 148
ロシグリタゾン ･･････････ 55, 131, 148
ロスバスタチン ･･ 99, 100, 120, 137, 148
論文吟味 ･･･････････････････ 8, 114

■著者紹介

山崎　力（やまざき　つとむ）

　1985年東京大学医学部医学科卒業。虎の門病院循環器センター内科レジデント、東京大学医学部附属病院第三内科助手、東京大学保健管理センター講師、東京大学大学院医学系研究科薬剤疫学講座客員助教授、東京大学大学院医学系研究科クリニカルバイオインフォマティクス研究ユニット特任教授を経て、現在東京大学大学院医学系研究科臨床疫学システム講座特任教授および東京大学医学部附属病院検診部部長。日本循環器管理研究協議会理事、日本高血圧学会評議員。

ドキドキワクワク論文☆吟味。
医学統計ライブスタイル

2009年1月30日　第一刷発行
2014年1月30日　第六刷発行

著　者　　山崎　力
発行者　　落合　隆志
発行所　　株式会社　SCICUS（サイカス）
　　　　　〒167-0042　東京都杉並区西荻北4-1-16-201
　　　　　電話（代表）03-5303-0300
　　　　　ホームページ：http://www.scicus.jp

定価は表紙カバーに表示されます。　Printed and Bound in Japan
落丁・乱丁の場合はお取り替えいたします。
ISBN978-4-903835-47-1　C3047　¥2800E
本書の無断複写を禁じます。